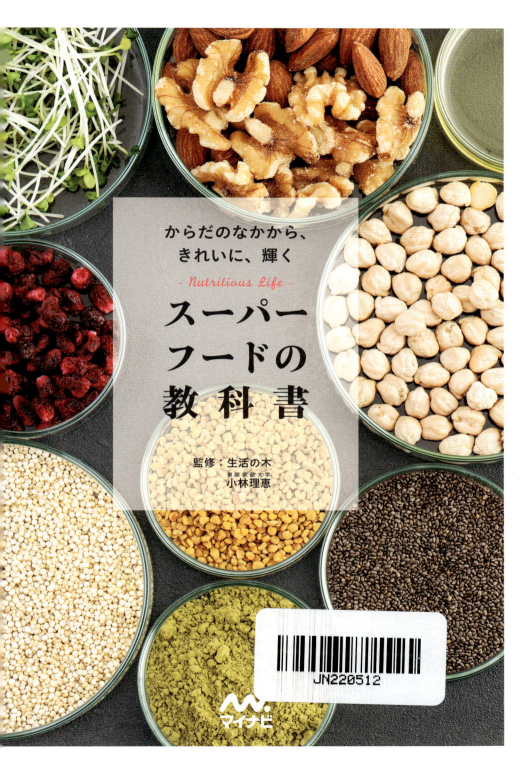

はじめに

私たち生活の木は、オーガニックハーブやエッセンシャルオイルなどのモノを通して、自然・健康・楽しさをテーマに、お客様に「モノ、コト、そしてココロの豊かさのある生活」をご提案してきました。そんな私たちが、新しくみなさまにご提案するのが、「Nutritious Life (ニュートリシャスライフ)」です。Nutritiousとは「栄養ある」という意味で、薬やサプリメントに頼らない、毎日の栄養のある食事による楽しみながらの病気の予防、正しい栄養摂取を理解した食生活、栄養ある生活を考えるライフスタイルのことです。

「Nutritious Life (ニュートリシャスライフ)」は、「スーパーフード」も内包したモノやコトの新しい提案もしています。

スーパーフードといえば、今やテレビや雑誌、インターネットでも話題ですね。これは日本だけではなく、世界が注目しているキーワード。ヘルシー志向の海外セレブやモデルの間でも関心の高いトピックスです。

スーパーフードという言葉は近年のブームではありますが、それにカテゴライズされている食材自体は、決して新しいものではなく、長い歴史の中で人々の美と健康を支えてきたものがほとんど。それらが最近の研究によって見直され、その高い栄養素と優れた美容・健康効果が広く認められたことで、スーパーフードと呼ばれはじめたのです。

たとえば「穀物の母」とされるキヌア。キヌアは原産国であるアンデス山脈一帯では、なんと紀元前5000年の古代インカ帝国時代から栽培され、主食として食べられてきたものです。今ではそのタンパク質やミネラルの多さにNASAも注目しています。

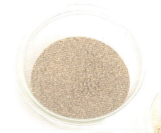

日本でも手に入りやすくなったチアシードもそう。チアシードは紀元前3500年には、メキシコのマヤ族が栽培していたとされています。マヤ語で「チア」は「力」「強さ」という意味。彼らにとってとても大切な栄養源だったということがわかります。そして、5千年以上の時を経てアメリカのセレブたちの間でムーブメントが起こったのです。

その他にも、「ミラクルツリー」と呼ばれるモリンガの種から採れるオイルは、かのクレオパトラが美肌のために愛用し、ゴジベリー（クコの実）は楊貴妃がアンチエイジングのため、薬膳に用いていたと言われています。

このようにスーパーフードと呼ばれる食材には、先人たちの歴史や知恵が詰まっています。薬やサプリメントなどなかった時代、食料を手に入れるのも困難だったのかもしれません。けれど、自然と共存しながらいきいきと暮らす彼らの生活はとても豊かで、便利な世界で慌しく暮らしている私たちにとっては、学ぶことが多いと感じます。

スーパーフードもそのひとつだと言えるでしょう。

好きなものを好きなだけ食べられる時代だからこそ、考えてみてほしいと思います。私たちの身体を作る食べ物のこと、それらに含まれる栄養素が美や健康にもたらすこと。

この本を通して、ひとりでも多くの方が「Nutritious Life（ニュートリシャスライフ）」を見つけ、身体の中から美しく輝くことを、願っています。

Nutritious Life™

2016年11月
生活の木

Contents

2	はじめに
9	「食」と「美」の関係—インナービューティーを目指す
12	バランスの良い食事とは—栄養素の基礎
14	スーパーフードについて—考え方と活用法
16	この本で紹介している主な成分一覧

Part I スーパーフードの事典
果実・野菜系

20	アサイー
22	カムカム
24	マキベリー
26	ゴールデンベリー
28	ゴジベリー
30	ブロッコリースーパースプラウト
32	ヤーコン
34	ドラゴンフルーツ
36	アロニアベリー
38	タイガーナッツ
40	ビーツ／ノニ
41	ココナッツウォーター／ココナッツオイル

(column 1)

42	他にもある！身近なスーパーフード

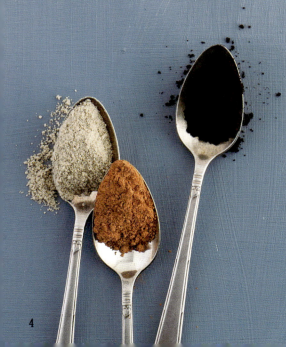

Part 2 スーパーフードの事典
穀物・種子・ナッツ系

- 44 キヌア
- 46 ザクロシード
- 48 チアシード
- 50 クルミ
- 52 アーモンド
- 54 アマランサス
- 56 ライスミルク
- 57 フリーカ
- 58 エゴマオイル
- 59 フラックスシード（アマニ）
- 60 テフ
- 61 ワイルドライス
- 62 グリーンコーヒー／サチャインチ
- 63 ヘンプシード／ヘンプミルク
- 64 ひよこ豆／そばの実

Part 3 スーパーフードの事典
植物の葉・根系

- 66 モリンガ
- 68 マカ
- 70 アガベシロップ
- 72 アロエベラ
- 74 大麦若葉
- 76 ケール
- 77 緑茶

(column 2)
- 78 どこで手に入るの？スーパーフードの選び方

Part 4 スーパーフードの事典
その他

- 80 スピルリナ
- 82 マヌカハニー
- 84 ダルス
- 86 メープルウォーター
- 88 ビーポーレン
- 90 ブラッククミンシード
- 92 カカオ
- 93 納豆／味噌
- 94 ターメリック／甘酒

Part 5 | スーパーフードレシピ

Smoothies
忙しい朝でも、毎日飲みたい簡単アレンジのビューティースムージー 9

98 マキベリーと白桃の豆乳ヨーグルトスムージー
　　アサイーの豆乳スムージー
　　テフのスムージー

99 スピルリナのスムージー
　　ケールとほうれん草のスムージー
　　ノニのアーモンドスムージー

100 カムカムとバナナのコーヒースムージー

102 マカのトマトスムージー

103 モリンガの黒ごま豆乳スムージー

Dressings & Salads
サラダをもっとヘルシーにする簡単ドレッシング 10 ＆サラダ 3

106 ヘンプシードのサルサドレッシング
　　フラックスシードの中華ドレッシング

107 エゴマオイルの玉ねぎドレッシング
　　甘酒のリンゴドレッシング

108 ココナッツオイルのエスニックドレッシング
　　ココナッツカレードレッシング
　　チアシードの柑橘ドレッシング

109 サチャインチフレンチドレッシング
　　ヘンプシードのバルサミコドレッシング
　　エゴマオイルの梅肉ドレッシング

110 ひよこ豆とレッドキドニーのアボカドサラダ

113 ブロッコリースーパースプラウトとダルスの豆腐サラダ
　　ワイルドライスのパクチーサラダ

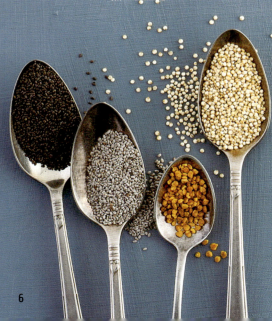

Main Dishes & Meals
肉&魚料理もグレードアップするメインディッシュ&ミール23

- 114 牛肉とトマトとフラックスシード（アマニ）のバルサミコ炒め
- 116 ブロッコリーミートローフ マカソースがけ
- 117 ラムチョップステーキ ビーツソース添え
- 119 アロエベラとアマランサスの揚げタラマリネ
- 121 ヘンプシードと鰹のたたき ゆずこしょう和え
- 122 サーモンのムニエル タイガーナッツソースがけ
- 123 ブロッコリースーパースプラウトの生春巻き
- 124 ブラッククミンシードとなすのココナッツグリーンカレー炒め
- 125 フリーカのスタッフドトマト
- 126 テフ入り和風ミネストローネ
- ゴジベリー（クコの実）の肉だんごスープ
- 128 チアシードの甘酢あんかけオムレツ
- 129 ヤーコンのフリット
- 130 アマランサスとあさりのバターしょうゆパスタ
- 131 サーモンとアスパラガスの味噌クリームパスタ
- 132 ライスミルクのスープパスタ
- 133 クルミのサラダうどん
- 134 ダルスと豚しゃぶのバインミー
- 135 ワイルドライスとラタトゥイユ
- 136 ターメリックチャーハン
- 納豆とマグロのネバネバ丼
- 138 ひよこ豆とかぼちゃのベーグルサンド
- 139 キヌアのポテサラベーグルサンド

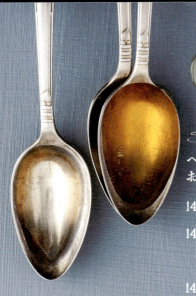

ヘルシーだけど満足できる、おいしいスイーツ 12

- 140 ビーポーレン入りヨーグルトチーズケーキ
- 143 カカオのカップマフィン
-     アロニアベリーとチアシードのヌガー
- 144 ゴールデンベリークッキー
- 145 アーモンド入りティラミス
- 147 チアシードのミルクティープリン
-     マヌカハニーのさつまいも豆乳プリン
- 149 メープルウォーターとマスカットのミントゼリー
- 150 ココナッツとチアシードのクラッシュゼリー
- 151 ドラゴンフルーツとザクロヨーグルト
- 152 ヘンプミルクのレモンアイスクリーム
- 153 アガベあんかけだんご　みたらし風・ゆべし風

- 154 スーパーフードの基本の食べ方
- 156 注目すべき成分別　スーパーフード索引
- 158 期待できる効果別　レシピ索引

本書のレシピについて

◎大さじ1は15ml、小さじ1は5ml、1カップは200mlです。
◎調味料は特定の表記がない場合、しょうゆは濃口しょうゆ、酢は穀物酢、砂糖は白砂糖、塩は岩塩を使用しています。
◎材料欄に「(すりおろし)」「(みじん切り)」と表記のある食材は、可食部を分量分あらかじめすりおろし、またはみじん切りにしておきます。
◎指定がなければ、野菜や果物のヘタ、根、芯は使用しません。あらかじめ切り落とす、または取り除いておきます。

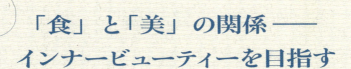

「食」と「美」の関係──
インナービューティーを目指す

「いつまでも若々しく美しくありたい」。
きっと女性ならならだれしも、こんな思いを持ったことがあるでしょう。
では、美しい、とはどういうことでしょうか……？

身体は食べたものでできている

　美しさの定義は時代や国によってさまざまです。世界を代表するミスコンテスト、ミス・ユニバース（アメリカ）やミス・ワールド（イギリス）の選考基準に共通するのは、知性や人間性も含めた、見た目だけではない、内面からにじみ出る健康的な美しさです。現代社会が求めている美しさとは、ただ顔立ちやプロポーションが整っているというだけではなく、心身ともに健康で美しい状態のことだと言えます。これは「インナービューティー」と呼ばれています。目に見えるところだけを磨くのではなく、身体の中からきれいを磨くことで、その人が持つ本来の美しさが手に入るという考え方です。そして、その美しさを手に入れる第一歩は健康的な栄養ある食事、とされています。それは、今食べているものが、その人の身体を作るから。毎日の食事によって、人の細胞は3ヶ月～半年で良くも悪くも変化すると言われているのです。

　ミス・ユニバース・ジャパンの公式栄養コンサルタントとして、数々の日本人ファイナリストを指導したエリカ・アンギャル氏も、自身の著書で「食事から摂り入れたものは、良いものも悪いものも必ず結果に表れる」「食べ物を味方につければ、だれでも今より美しくなれる」（出典：『世界一の美女になるダイエット』2009年／幻冬舎）と述べています。毎日の積み重ねによって、未来のあなたの身体は大きく変わるのです。

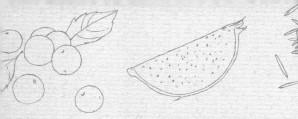
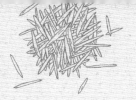
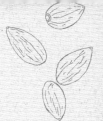

食の乱れは、美しさの大敵!?

　肌の調子が良くない……吹き出物が出たり、くすんだりする時、どうしても塗り薬や美容液などで外側から治そうとしてしまいます。もちろんひとつの方法ですが、肌トラブルは内臓のトラブルの表れであることも多いのです。

　例えば、便秘。肌トラブルを引き起こす原因のひとつとされます。便秘は老廃物が腸内に長い間溜っている状態で、身体にとって有害物質を発生させる悪玉菌のエサがたくさんあり繁殖しやすい状態。悪玉菌が増加すると血液などに吸収され、全身へ渡り、肌などに悪い影響を与えます。それだけではなく、腸は、食べた栄養素を吸収する大切な臓器。はたらきが鈍ってしまうと、本来排出されるべきものが排出できないだけでなく、必要な栄養素もうまく吸収できず、結果栄養が十分に全身に行き渡らなくなります。その結果、むくみやくすみを引き起こすだけでなく、やる気がなくなる、疲れがとれないなど、体調にも影響を及ぼしてしまいます。

　この便秘を引き起すひとつの大きな要因が、食生活の乱れ、と言われています。食物繊維が不足していたり、良質な水分が十分摂取できていなかったり、身体が冷えるアイスやジュースばかり摂ってしまっていたり……。もちろん、ストレスや運動不足なども要因ですが、まずは、バランスの良い栄養のある食事を心がけることが便秘解消の第一歩です。食生活が乱れると、美しさは崩れてしまう、目指すはインナービューティー、と言うのは、こういったことからきているのです。

　もちろん肌だけではなく、私たちの身体はふだんの食事で口にしている食物から得ている栄養素でできています。爪や髪、脂肪、筋肉もすべてこの栄養素からできているということになります。保存料や添加物の入ったお弁当、「脂質」「糖質」が中心となっているインスタント食品ばかりを食べるのは、美容や健康面を考えると、どうしても不安があります。

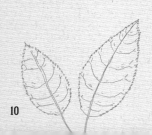
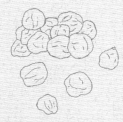
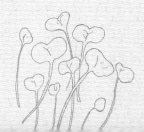

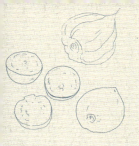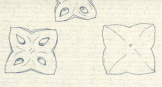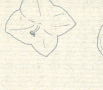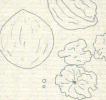

正しいダイエットで
ヘルシーな美しさを目指す

　私たちは美しさを求めるために、ダイエットをすることもあります。ダイエットには食事を減らしたり、運動をしてカロリー消費量を増やしたりと、さまざまな方法がありますが、ダイエットの本当の目的とは、ただ痩せることではなく、食事や運動を取捨選択し、身体を理想的に整えることです。むやみに摂取エネルギーを抑えても、体重は落ちるでしょうが、理想的に整った身体にはなりません。筋肉が落ちてたるんでしまったり、乾燥して肌や髪のツヤがなくなったり、栄養不足で顔色が悪く生気がなくなってしまったり……、これでは、逆効果ですよね。

　大事なのは、何を食べて何を食べないかを判断して身体を作り、身体の代謝を上げて、日々はつらつと活動すること。食事のバランスをコントロールして健康な身体を作ることこそが、正しいダイエットと言えるのです。

　美しくシェイプアップするために必要な栄養素というのもあります。例えば、タンパク質。タンパク質は、筋肉の元を作っているもの。不足してしまうと、代謝が落ちてしまい、痩せにくい身体になります。その他にもエネルギー代謝を上げるビタミンB群、ヘモグロビンの材料となる鉄分なども、ダイエット中に積極的に摂りたい栄養素です。

　このように、理想的な身体を手に入れるために、食べ物を味方につけ、健康的に輝く毎日を過ごしましょう。

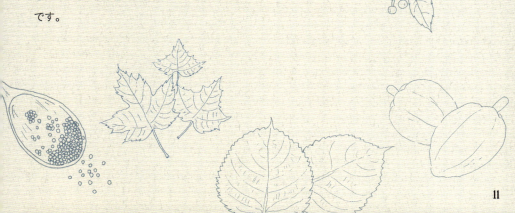

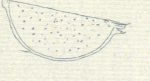
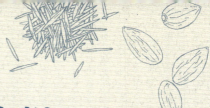

バランスの良い食事とは──栄養素の基礎

では具体的に、インナービューティーを目指すための「バランスの良い食事」とは
どのような食事でしょうか。バランスの良い食事とは、
食事に含まれる栄養素のバランスが良く、
必要な量を必要な時に、美味しく食べることと言えるでしょう。

どれも欠かせない！五大栄養素

まず、食品に含まれる栄養素とは「1.エネルギーを供給するもの　2.成長、発達、生命の維持に必要なもの　3.不足すると特有の生化学または生理学上の変化が起こる原因となるもの」(出典：農林水産省ホームページ)のいずれかにあたるものを指します。

ふだん私たちが食事から摂取する栄養素は、大きく5つに区分することができます。米や小麦、砂糖などに多く含まれる「炭水化物（糖質）」、オイルや肉の脂身などに多く含まれる「脂質」、肉や魚、豆腐などに多く含まれる「タンパク質」、緑黄色野菜や果物に多く含まれる「ビタミン」、牛乳や海藻などに多く含まれる「ミネラル」です。これらを栄養学では「五大栄養素」と呼んでいます。また、栄養素ではありませんが、美容や健康において大切な成分に「水」と「食物繊維」があります。

これらの栄養素はお互いに作用し、私たちの体内でそれぞれの役割を果たしています。バランスが崩れると、肌トラブルや身体の不調、生活習慣病や精神疾患などの病気を引き起こしてしまう恐れもあります。

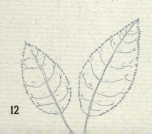
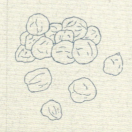
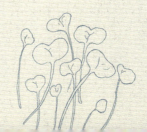

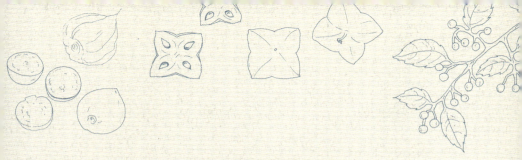

　ダイエット中は、炭水化物（糖質）や脂質を避けがちですが、これらを極端に減らしたり、摂取しない食事は、おすすめできません。炭水化物は即効性の高いエネルギー源です。確かに摂りすぎると体内に溜ってしまうので、気をつけたいところではありますが、不足すると脳や神経の動きも鈍るので、適度な量を食べるようにしましょう。脂質には他の栄養素の吸収を助けたり、肌のうるおいを保ったりという重要な役割があり、美を保つためには欠かせません。フラックスシード（アマニ）オイルやエゴマオイルなど、アンチエイジング効果の高い良質なオイルを取り入れると良いでしょう。

美容効果の高いビタミンとミネラル

　美容のために味方につけたいのが「ビタミン」と「ミネラル」。ビタミンは身体の調子を整えるのに欠かせない成分で、体内で酵素を助けるなどのはたらきをします。「脂溶性」と「水溶性」があり、脂溶性には乾燥肌を予防するビタミンAや、強い抗酸化作用で老化予防が期待できるビタミンEなど。水溶性にはエネルギー代謝を助けるビタミンB群、造血のビタミンとも言われる葉酸、美白、コラーゲン生成にはたらくビタミンCなどがあります。ミネラルは、骨や歯を作ったりホルモン成分になるなど、広く体内ではたらきます。不要な水分を排出しむくみ防止になるカリウム、貧血対策に効果的な鉄分、皮膚や粘膜の健康を維持する亜鉛など（詳しくはP.16）。本書で紹介しているスーパーフードには多くのビタミンやミネラルが含まれています。バランスの良い食事にスーパーフードを取り入れることで、より美容効果の高い食生活が送れることでしょう。

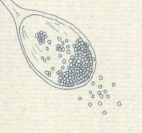
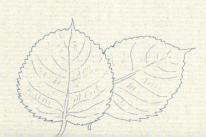
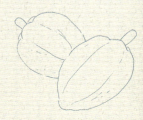

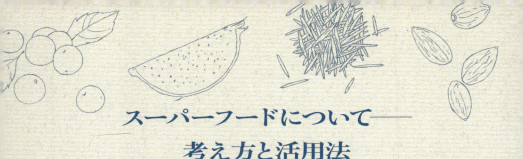

スーパーフードについて──
考え方と活用法

スーパーフードは世界的に有名なハリウッド女優や海外の
スーパーモデルなどが美容や健康、アンチエイジングに効果があるとして
取り入れていたり、美容やダイエットなどに関心のある女性から注目を集めています。

スーパーフードの定義とは？

そもそも「スーパーフード」という言葉は、1980年代頃のアメリカやカナダで、食事療法を研究する医師や専門家の間で生まれたとされており、当時は「有効成分を突出して多く含む食品」を呼んでいました。欧米では、それより以前から加工されていない生の食材から酵素や栄養素をできるだけ摂取するスタイル＝ロー・リビングフード（略して「ローフード」）が人気を集めており、これを実践する人たちの間でスーパーフードの人気が高まってきました。その後、ロー・リビングフードのカリスマと呼ばれるデイヴィッド・ウォルフ氏の著書『Superfoods』（2009年）によりスーパーフードは世間に広がりました（この本は2015年医道の日本社より高城剛氏の監訳で日本語版も出版）。

この本の中でウォルフ氏は、ゴジベリー（クコの実）、マカ、スピルリナ、ヘンプシード、ココナッツ、カカオなどをスーパーフードとして取り上げています。最近では、スーパーフードという言葉自体が独り歩きしてしまい、「スーパーフードがたくさんあって何が良いかわからない！」という人もいるかもしれません。そんな人は本書を参考に、自分の身体の悩みや、自分に不足していると思う栄養素などから自分にとって必要なスーパーフードを見つけてみてください。

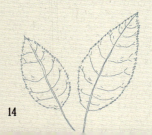
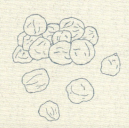
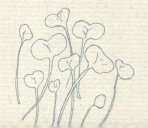

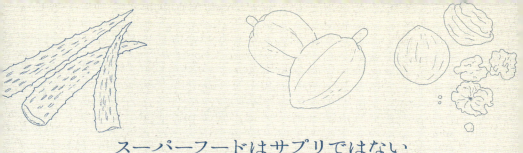

スーパーフードはサプリではない

　医学的な研究も進んで認知度が高くなったことでスーパーフードと呼ばれ、注目されはじめた食材も、前述のとおり、その多くは、実は、紀元前から世界各国の先住民族たちが大切な栄養源として親しんできたものが多いのです。

　本書では、スーパーフードの持つ歴史や原地情報についても触れています。ただ、流行っているから取り入れてみようというだけではなく、ぜひ、素材の背景や先住民たちが取り入れていた歴史に触れてみてください。人類が積み上げてきた食の知恵に触れられるはずです。

　何千年も前から人類が食べてきたスーパーフードはあくまで先人たちの栄養ある"食材"です。サプリメント（栄養補助食品）ではありません。しかし、特定の成分が多く含まれているものもあるので、持病のある方、投薬を受けている方、妊娠中・授乳中の方などは、医師に相談の上、摂取するようにしてください。

　また、最近では日本の伝統食である味噌や甘酒などもスーパーフードとして注目されており、新しい食の概念が広まってきているのです。スーパーフードは、はっきりと特定の食材を定義したものではありませんが、本書では「長く人類が親しんできた栄養価の高いもの」、「健康に良い成分を多種含んでいるもの」、「身体に良い成分の含有量が高いもの」を、スーパーフードとして取り上げ、期待できる効果や活用レシピを紹介しています。

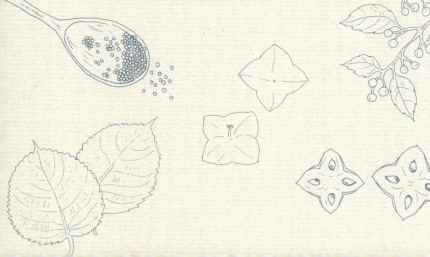

この本で紹介している主な成分一覧

（五大栄養素）
私たちの身体に必要で毎日の食事から摂取したい成分

タンパク質類

タンパク質	タンパク質とは20種類のアミノ酸が結合してできた化合物です。植物性と動物性があり、筋肉をはじめ、皮膚や粘膜を作るもの。プロテインとも呼ばれます。
フィコシアニン	タンパク質の一種で、藻類の青色色素。免疫力アップにはたらきます。
❖必須アミノ酸	アミノ酸の中でも体内で作られず、食物などから摂取するべき9種類（バリン、ロイシン、イソロイシン、メチオニン、フェニルアラニン、トリプトファン、ヒスチジン、スレオニン、リジン）。
❖BCAA（分岐鎖アミノ酸）	必須アミノ酸のうちバリン、ロイシン、イソロイシンの3つの総称。運動時のエネルギー源となり、筋肉のタンパク質を保ちます。
❖トリプトファン	良質な睡眠やストレスの軽減に必要なメラトニンやセロトニンの生成を助けます。
❖フェニルアラニン	体内で神経伝達物質を作り出し、空腹感を抑えたり、記憶力を高める効果があります。
❖メチオニン	肝機能を高めたり、アレルギーの原因となるヒスタミンを抑える働きがあります。
❖リジン	コラーゲン生成を助けるはたらきの他、カルシウムなどの吸収を促進します。
アルギニン	身体の老廃物のひとつであるアンモニアを除去するのに役立つアミノ酸です。
テアニン	お茶に含まれる、アミノ酸のひとつ。精神安定、リラックス効果があります。

炭水化物類

炭水化物	糖質と食物繊維の総称。糖質は体内ですぐに役立つエネルギー源になります。
オリゴ糖	腸内環境を整える成分。ビフィズス菌などの有用菌の増殖に役立ちます。
ムチン	糖とタンパク質が融合したもの。体内に広く分布する粘液成分で、細胞の表面を保護しています。細菌感染を防御する働きもあります。

❖…必須アミノ酸

脂質類

脂質	脂質は細胞膜の主要な構成成分であり、脂肪酸はエネルギーとして利用されます。脂肪酸には飽和脂肪酸と不飽和脂肪酸があり、後者のうち、n-6系、n-3系脂肪酸は体内で合成できません。また、脂溶性ビタミンやカロテノイドの吸収を助けます。
オメガ3脂肪酸（n-3系脂肪酸）	血中総コレステロール濃度を低下させ、生活習慣病効果があります。α-リノレン酸もこの脂肪酸のひとつです。
オレイン酸	不飽和脂肪酸のひとつ。オリーブオイルなどに含まれ、血中コレステロール濃度を下げる作用があります。
γ-リノレン酸	ガンマ-リノレン酸。血圧の安定や抗炎症作用があります。不飽和脂肪酸。
プニカ酸	体脂肪を減らし肥満を予防する効果の他、免疫機能も高めます。オメガ5脂肪酸。
中鎖脂肪酸	飽和脂肪酸のひとつ。効率良くエネルギーに変わりますが、摂りすぎると血中コレステロール濃度を上げることもあります。

ビタミン類

ビタミン	油に溶けやすく熱に強い脂溶性と、水に溶けやすく熱に弱い水溶性があります。直接エネルギーとして使われたりはしませんが、健康維持に欠かせません。
ビタミンA	脂溶性ビタミン。強い抗酸化作用で免疫力アップに効果があります。脂溶性ビタミン。
ビタミンE	ビタミンEとしては、トコフェロールとトコトリエノールがあり、いずれも強い抗酸化作用により体内の酸化障害を防ぎます。脂溶性ビタミン。
ビタミンB$_1$	水溶性ビタミン。皮膚や粘膜の健康維持や、脳神経系や心臓の正常なはたらきを助けます。
ビタミンB$_2$	糖質、脂質、タンパク質の代謝、皮膚や粘膜の健康維持を助けます。水溶性ビタミン。
ナイアシン	糖質、脂質、タンパク質の代謝の他、皮膚粘膜の生成にはたらきます。水溶性ビタミン。
ビタミンB$_6$	タンパク質の代謝、筋肉や血液、皮膚や粘膜の健康を維持します。水溶性ビタミン。
葉酸	植物に多く含まれ、造血作用やアミノ酸の代謝などに関わります。
ビタミンC	抗酸化作用の他、コラーゲンを生成する水溶性ビタミン。鉄分の吸収率も高めます。
イノシトール	人体でグルコースから生成され、神経機能の維持や、脂肪の沈着を防ぐはたらきをします。正確にはビタミンではなく、ビタミンと似た働きをするビタミン様物質。

ミネラル類

ミネラル	ミネラルは、骨などの身体の組織を構成したり、体調をを整えたりするはたらきがあります。	ナトリウム	食塩に含まれ、健康維持には必要なミネラルですが、摂りすぎると高血圧の原因に。
カリウム	ナトリウムと酸、塩基バランスを保っています。むくみ解消に効果があります。	鉄分	酵素の作用を活性化させたり、神経の伝達を正常に保つはたらきがあります。
		ヨウ素	甲状腺ホルモンを作り、とくに子供の成長を促し、成人では基礎代謝を盛んにします。
カルシウム	骨や歯になる成分。骨の強化の他、血液凝固や、神経伝達を助けるはたらきがあります。	鉄分	赤血球を作り、酸素と結合して体内に運ぶはたらきをします。

機能性成分
必須ではないが健康維持のために積極的に摂取したい成分

食物繊維類

食物繊維	ヒトの消化酵素で消化吸収されない成分。水溶性と不溶性があり、それぞれ身体への影響は違います。
イヌリン	水溶性食物繊維のひとつ。糖の吸収を抑制して血糖値の上昇を抑えたり、腸内の環境を整える効果があります。

ポリフェノール類

ポリフェノール	抗酸化作用のある色素や苦味、辛味成分。400種以上存在するとも言われています。色素でできているフラボノイド類と色素以外の非フラボノイド類に大別されます。
✤フラボノイド	ポリフェノールの大分類のひとつ。ポリフェノールの大半はフラボノイドに属し、ポリフェノールの中でも重要な色素成分です。
✤アントシアニン	フラボノイド類のひとつ。ブドウやベリー系に含まれ、毛細血管を強化し、血行を改善させるはたらきがあります。
✤イソフラボン	大豆などに多く含まれるフラボノイドのひとつ。
✤カテキン	茶の苦味成分フラボノイドのひとつ。血中コレステロールの調整などに効果があります。
リグナン	非フラボノイドの分類のひとつ。抗酸化作用がある他、ヒトの腸内細菌により代謝され、エストロゲン（女性ホルモン）に似たはたらきを示します。アマニに含まれるものを「亜麻リグナン」と言います。
エラグ酸	非フラボノイド類のひとつ。抗酸化作用があり、がんの予防や美肌・美白効果が期待されている物質。
フェノール酸	「クロロゲン酸」など、コーヒーなどに含まれる非フラボノイド類のひとつ。疲労回復効果などがあります。
クルクミン	ウコンやショウガに含まれ抗酸化作用がある、黄色色素で非フラボノイドのひとつ。肝機能強化や肝臓障害などに効果があります。

✤…フラボノイド

その他機能性成分

β-カロテン	天然の黄色や赤色の色素であるカロテノイドの一種。抗酸化作用がある他、皮膚や粘膜を正常に保つ、免疫力アップ効果があります。
β-クリプトキサンチン	柑橘類などに含まれるカロテノイドの一種。骨粗しょう症を防いだり、がんを抑制したりします。
アスタキサンチン	主に海洋生物に含まれる赤い色素でカロテノイドの一種。抗酸化作用があり、コレステロールの酸化防止、疲労回復に効果があります。
ルテイン	カロテノイドのひとつ。脂溶性の天然色素。眼球の水晶体や黄斑部に存在している成分で、強力な抗酸化作用を持ちます。
酵素	糖質、脂質、タンパク質の消化、代謝反応に関わるはたらきをします。
エストロン	エストロゲン（女性ホルモン）の一種。「フィトエストロゲン」はこれに似たはたらきをし、生理不順や更年期障害などに効果があります。
セロトニン	「オキシトシン」と並び、幸福感をもたらす脳内ホルモン。「しあわせホルモン」とも言われます。
フェニルエチルアミン	PEAとも呼ばれる脳内ホルモン。幸福感をもたらす他、美肌効果やダイエット効果があります。
メラトニン	トリプトファンから脳内で生成されるホルモンで、睡眠作用があります。
ベタイン	天然の保湿成分。肝機能を向上させたり、免疫力をアップさせたりする効果があります。
メチルグリオキサール	天然の抗生物質。研究途上の成分ではありますが、口腔ケアやピロリ菌除去に効果が期待されています。
アルカロイド	アミノ酸から作られる、植物の含窒素成分の総称。鎮静作用や血液循環系を整える効果を期待されています。
テオブロミン	アルカロイドのひとつでカカオに含まれます。脳を活性化させ、集中力を高める効果があります。
サポニン	植物に含まれる配糖体のひとつ。抗酸化作用があり、脂肪の代謝を促進、コレステロール低下作用があります。

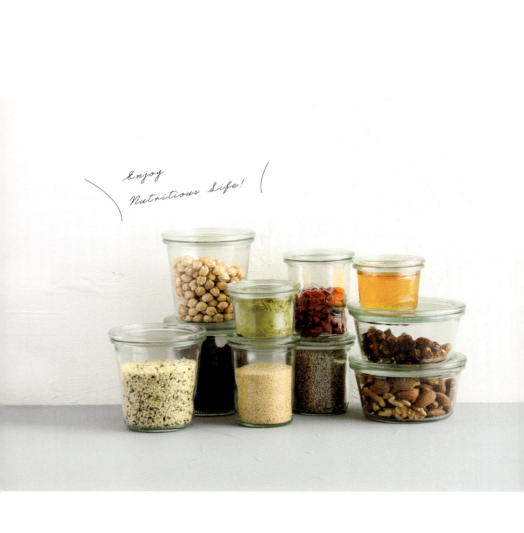

Part. 1

スーパーフードの事典
果実・野菜系

彩り豊かなフルーツは、ビタミン類や
ポリフェノールなどを含みます。
食物繊維が豊富な野菜は、腸内環境の
改善にもおすすめで、ダイエットの強い味方。
ここでは、美容やストレスケアにも役立つ
果物・野菜系のスーパーフードをご紹介します。

Part. 1 / Fruits & Vegetables

アマゾンに伝わるミラクルフルーツ

Acai
アサイー

RECIPE >>> P.98

女性にうれしい
鉄分をたっぷり含む
アンチエイジング
フルーツ

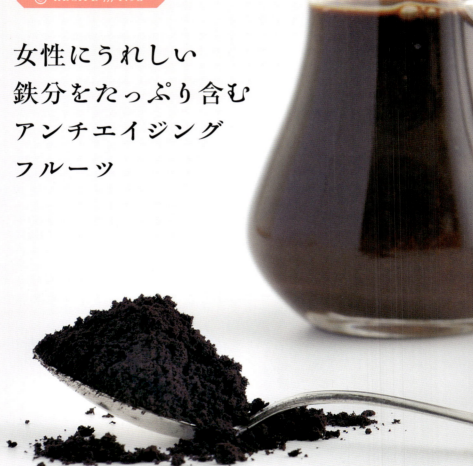

Data

学　名：	*Euterpe oleracea*
別　名：	アサイーベリー
科　名：	ヤシ科
原産地：	ブラジル、アマゾン
利用部分：	果実（果皮）
主な形状：	ドライパウダー、ピューレ

☑ **注目すべき成分**
- 鉄分
- カリウム
- 必須アミノ酸(BCAA)
- ポリフェノール

☑ **期待できる効果**
- 美肌・美白
- 貧血予防
- アンチエイジング
- 生活習慣病予防

　アサイーはブラジル、アマゾンに育つヤシ科の木でスーパーフードと言われる実は直径は約1cm。しかも種が大きくて可食部分は皮の部分しかなく、それは実の10％ほどです。現地では先住民族たちが実をすりつぶしてジュースなどを作り健康維持のために活用してきました。心臓や筋肉の機能を調整するカリウムや、アンチエイジング効果が期待できるポリフェノール、必須アミノ酸が豊富に含まれています。他にも、鉄分やカルシウムが豊富に含まれているため、貧血や骨粗しょう症の予防に効果が期待できます。また、BCAAやミネラルも含まれているので、筋肉の疲労回復効果があり、アスリートたちにも愛されています。日本ではフリーズドライにしてパウダーに加工したものや、ピューレにされた冷凍食品などが手に入ります。飲みやすいジュースもあり人気です。

🍴 食べ方と注意点

アサイーは体質により摂りすぎるとお腹がゆるくなる場合があります。まずはパウダーならティースプーン1杯、ジュースなら200mlほどから始めてみましょう。

🥤 手軽に取り入れられる食習慣

見た目はブルーベリーに似ていますが、酸味などはありません。ゆかりのような風味で和食とも相性がよく、フリーズドライはご飯に混ぜても。パウダーならスムージーや、ヨーグルト、シリアルなどに加えて食べたりするのがおすすめです。

ヨーグルトに

Local information

熱帯雨林を守る助けに

厳しい環境であるアマゾンの熱帯雨林で育つヤシ科の植物がアサイーです。アサイーは地上から20～30mもの高さに実をつけます。その高さまで人が登り実のなった枝ごと切り取り、小型の熊手で枝から実をはがすように収穫します。扇状に広がる細い枝に1房あたり3～6kgものたくさんの実をつけます。

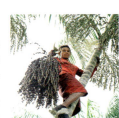

先住民はアサイーの栽培や収穫をすることで、生活費のために木々を伐採する必要がなくなりました。自然環境を守るためにも役立っています。

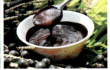

Part. 1 / Fruits & Vegetables

世界一の天然ビタミンC含有率
Camu camu
カムカム

・ RECIPE ≫ P.100 ・

ビタミンCの抗酸化作用で
老化を防ぎ、
肌トラブルを予防する

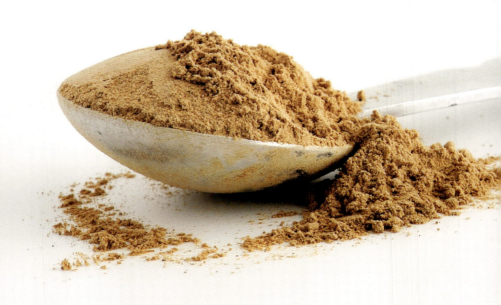

Data

- 学　　名：*Myrciaria dubia*
- 別　　名：なし
- 科　　名：フトモモ科
- 原 産 地：ペルー・ブラジル・ボリビア、アマゾン川流域
- 利用部分：果実
- 主な形状：ドライパウダー、ジュース

☑ **注目すべき成分**
- エラグ酸
- ビタミンC
- ナイアシン
- 食物繊維

☑ **期待できる効果**
- 美肌・美白
- アンチエイジング
- 生活習慣病予防
- ストレスケア

カムカムはサクランボほどの大きさで酸味のある果実です。品種で差がありますがビタミンCが100g中、約2800mgとレモンの約50〜80倍も含まれ、野菜、果物を含めた中でトップクラスの含有率を誇ります。これほどビタミンCを含有するのは、カムカムがマングローブのように水中でも生育できる性質を持つため、雨季の間にアマゾン川の水に含まれる栄養を取り込むからだと言われています。また、糖質や脂質を燃やしてエネルギーを作り出すために必要なナイアシン（ビタミンB群）を含んでいます。さらに、近年、エラグ酸というポリフェノールの一種が含まれていることが発見され、体内の酸化ストレスの軽減に効果が期待できます。ハリウッドのセレブの間でアンチエイジングや美容効果に優れた食品として取り入れられたことから、一般にも知れ渡りました。生の果実は日本では手に入りにくいので、日々取り入れるならパウダーがおすすめ。

食べ方と注意点

ビタミンCは、コラーゲンと一緒に摂取すると美肌、美白、風邪の粘膜修復により役立つとされています。ゼリーなどにかけたりして食べるとよいでしょう。またビタミンCは熱に弱いため、加熱調理には不向き。

手軽に取り入れられる食習慣

ドライパウダーをヨーグルトにかけたり、水に溶かしてジュースにするのが手軽です。その他、豆乳や牛乳、フルーツと合わせてスムージーにすれば、カムカムの爽やかな酸味が味わえます。酸味が強いので、甘みのあるフルーツと合わせるのが◎。

牛乳に混ぜて

Local information

住民の生活や環境を守る果実

カムカムは、ペルーのアマゾン流域で採取されます。現地では肌荒れ防止や風邪の予防、便秘の改善のために食され、古くから現地の人々たちに愛されてきました。今では農地栽培へと変わり、現地住民たちの手による有機栽培で、大切に育てられています。

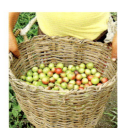

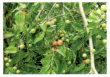

カムカムの実は少し色づいた赤い実を1粒ずつ丁寧に収穫します。ペルーはカムカムの他にキヌアやマカ、ゴールデンベリーなどの産地でもあります。

Part. 1 / Fruits & Vegetables

高いポリフェノールを含有する希少な果実

Maqui berry
マキベリー

RECIPE ››› P.98

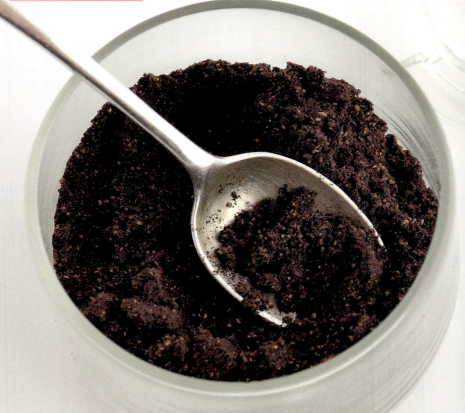

アントシアニジンと
ビタミン類で眼精疲労を改善

Data

- 学　　名：*Aristotelia chilensis*
- 別　　名：なし
- 科　　名：ホルトノキ科
- 原 産 地：チリ南部パタゴニア
- 利用部分：果実
- 主な形状：ドライパウダー、ジュース

☑ **注目すべき成分**
- アントシアニジン
- 食物繊維
- 鉄分
- カリウム

☑ **期待できる効果**
- アンチエイジング
- 便秘解消
- 眼精疲労緩和
- むくみ改善

　マキベリーがなる木、マキは「聖なる木」とも呼ばれ、長い間、マプチェ族の健康を守ってきました。かつて、インカ人やスペイン人が南米に攻め込んできた際、マプチェ族の戦士たちはマキベリーのジュースや発酵酒を飲んで、戦ったと言われています。マキベリーは抗酸化作用が特に強いアントシアニジンというポリフェノール（アントシアニンに結合している糖や有機酸を除いた成分）を含んでいるため、免疫力をアップさせたり、血管を強くして生活習慣病の予防や、眼精疲労の緩和、アンチエイジング効果も期待できます。他、カリウムや鉄分などのミネラルも含むため、むくみの改善や貧血予防などが期待できます。さらに食物繊維も含まれるので、便秘解消にも効果的なフルーツです。日本では生の実は入手しづらいので、実をフリーズドライして粉砕したパウダーなどで摂取をしましょう。

食べ方と注意点

注目成分はポリフェノールで、これは水溶性のため体内に留めておくことはできません。そのため、朝食時やおやつの時間帯など数回に分けて摂るようにしましょう。効率良く栄養を摂取できます。

手軽に取り入れられる食習慣

マキベリーを摂取する時は100％のフリーズドライパウダーがおすすめです。水に溶いてジュースにする他、ヨーグルトやスムージーに加える、ドレッシングやソースにすると紫色が鮮やかで彩りもよく、加えて程良い酸味と甘味がアクセントになります。

水に溶いて

Local information

美しい空気の中で育つ

マキベリーは、日本でも種や苗の販売は始まりましたが、元来、美しい自然が広がるパタゴニア地方だけに生息する野生の希少な植物で、未だ人工栽培が遅れています。現地の人にとってはマキベリーはとても親しみのあるフルーツで、ジュースやジャム、ワインの材料として使われています。

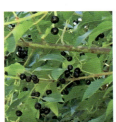

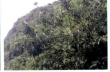

世界でも最も美しい空気とも言われるパタゴニアの自然の中で育ったマキベリーは、今でもマプチェ族の人々により手摘みで採取されています。

Part.1 / Fruits & Vegetables

甘酸っぱさとほどよい食感がおいしい
Golden berry
ゴールデンベリー

・RECIPE ≫ P.144・

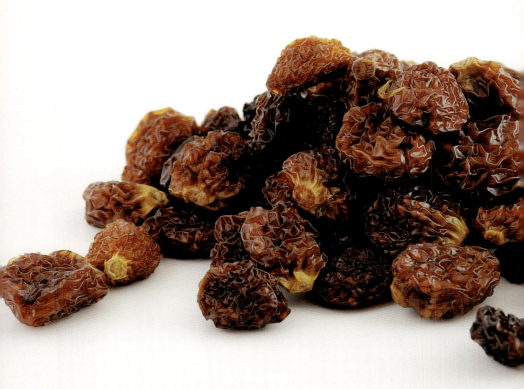

豊富なビタミンEで
アンチエイジングに。
鉄分で貧血も予防

Data

学　名：*Physalis peruviana*
別　名：インカベリー、ピチュベリー、西洋ホオズキ
科　名：ナス科
原産地：ペルー
利用部分：実
主な形状：ドライフルーツ、ジュース

☑ **注目すべき成分**
- カリウム
- マグネシウム
- ビタミンA、E
- 食物繊維

☑ **期待できる効果**
- アンチエイジング
- 生活習慣病予防
- 貧血予防
- 便秘解消

　ゴールデンベリーは食用の「ほおずき」で、別名「インカベリー」とも呼ばれるように、古代インカ帝国の時代からペルーの人々に愛されてきました。日本ではドライフルーツが主流ですが、原地では果実として生のまま食べられることが多いようです。生のゴールデンベリーは甘酸っぱく、プチトマトに少し似ています。乾燥させたものは生と比べ味が凝縮され、さわやかな酸味とくどすぎない甘さの上質なドライフルーツとなります。イノシトールが豊富に含まれているのが特徴。デトックス効果が高く、コレステロール低下が期待できるので、美肌効果の他、動脈硬化予防が期待できます。また、抗酸化作用のあるビタミンEや、腸の健康維持に必須の食物繊維、また貧血予防に良い鉄分やマグネシウムなども含まれています。さらに、ドライフルーツとして手軽に持ち歩けるため、美容と健康を気遣うハリウッド女優やスーパーモデルから一気に人気が高まりました。

食べ方と注意点

ビタミンEは血流促進に効果があります。ゴールデンベリー20～30粒を牛乳や豆乳などと一緒にミキサーにかけたものをドリンクとして飲むと良いでしょう。

手軽に取り入れられる食習慣

ヨーグルトにチアシードや他のドライフルーツと一緒に一晩漬ければ、翌朝にはしっとりと膨らんで食べやすくなり、手軽で栄養価の高い朝食になります。パウンドケーキやクッキーなどの材料としてもおすすめ。シリアルやサラダに混ぜても。

ヨーグルト漬け

Local information

高知栽培されるフルーツ

古代インカ帝国が栄えた南米ペルーの、標高約3000mという高地にゴールデンベリーの栽培地フニンがあります。その地の農民の手によって高地栽培され、収穫期には畑から手摘みされます。収穫後は皮をとった中身を乾燥させたり、ジュースに加工したりし、現地や世界中へ届けられています。

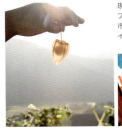

現地では生のまま、気軽につまむフルーツとして愛されています。市場ではフレッシュジュースやアイスクリームなども楽しめます。

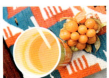

Part. 1 / Fruits & Vegetables

古くから伝わる不老長寿の実
Goji berry
ゴジベリー

RECIPE >>> P.126

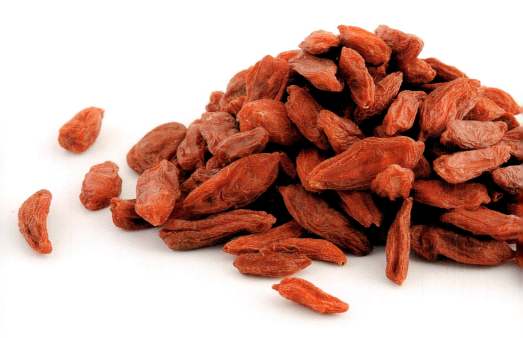

必須アミノ酸全てを含み、
美肌やアンチエイジングに効果的

Data

- 学　　名：*Lycium chinense／Lycum barbarum*
- 別　　名：クコの実、枸杞子、ナガバクコ
- 科　　名：ナス科
- 原 産 地：東アジア
- 利用部分：果実
- 主な形状：ドライフルーツ

☑ 注目すべき成分
- 必須アミノ酸(9種)
- β-システロール
- ビタミンB₁、B₂、E
- β-カロテン

☑ 期待できる効果
- 美肌・美白
- アンチエイジング
- ダイエット補助
- 生活習慣病予防

　ゴジベリーとは私たち日本人もよく知っている「クコの実」のことで、杏仁豆腐に散らされた赤い楕円形の実といえばピンと来る人も多いはず。ゴジベリーは古来から不老長寿の薬とされ、中国伝統医学の古書『本草綱目』には長寿の妙薬として記されています。また健康に良い食事を好んだ西太后のゴジベリーを使ったレシピも残っています。美女として知られる中国唐時代の皇妃・楊貴妃も常食していたと言われています。ゴジベリーにはβ-システロールと言う成分が含まれており、コレステロールを下げ、ダイエットや生活習慣病の予防に役立ちます。必須アミノ酸9種を全て含み、さらにビタミンも豊富なので美肌やアンチエイジングに総合的に効果があります。中でもベタインというアミノ酸は肝機能を向上させて免疫力をアップさせるという研究データもあります。手に入りやすいドライフルーツを取り入れましょう。

🌸 食べ方と注意点

豊富に含まれるβ-カロテンは脂溶性なので油を含んだ食品と合わせると吸収率が上がります。体質により食べすぎでお腹がゆるくなる場合があるので、始めは10〜20粒から取り入れてみましょう。

🌸 手軽に取り入れられる食習慣

中国茶に

煮出してハーブティにしたり、スープや中国茶を飲むときに器に数粒入れておき、やわらかくなった実を食べます。ヨーグルトに一晩漬けておき翌朝食べるのもおすすめです。

Local information

「紅宝」の産地、寧夏

日本で手に入るゴジベリーは、ほとんどが中国産です。内モンゴルや河北省などで栽培されており、中でも寧夏産は最も質が良く「紅宝」と呼ばれ大切にされています。寧夏は中国大陸の西北部にある高地で寒暖差も激しく、この厳しい環境の中でたくましく育ったゴジベリーは栄養素も豊富です。

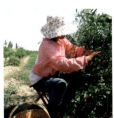

中国では昔「旅に出る夫にはクコの実を食べさせるな」という戒めがありました。精力がついて旅先で浮気をさせないためとも言われています。

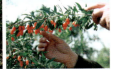

Part. 1 / Fruits & Vegetables

さまざまな効果が期待されるブロッコリーの新芽

Broccoli Super Sprout

ブロッコリースーパースプラウト

RECIPE ≫ P.113・123・133

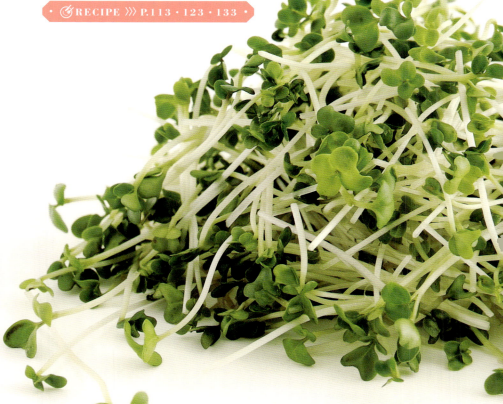

辛味成分のスルフォラファンが
体内をきれいにデトックス

Data

学　　名：*Brassica oleracea var. italica*

別　　名：なし

科　　名：アブラナ科

原 産 地：地中海イタリア沿岸

利用部分：新芽

主な形状：生野菜

☑ 注目すべき成分

スルフォラファン　ビタミンC,E　β-カロテン　鉄分

☑ 期待できる効果

美肌・美白　貧血予防　アンチエイジング　生活習慣病予防

　ブロッコリースプラウトとブロッコリースーパースプラウトはどちらもブロッコリーの新芽で見た目もほぼ同じ。栄養成分を見るとタンパク質、β-カロテンは後者が倍ほど含まれているのですが、スーパーとされる理由は第7の栄養素とも呼ばれるフィトケミカルのひとつ、スルフォラファンの含有量。そもそも成熟ブロッコリーの5～7倍を含むと言われるブロッコリースプラウトよりも、数倍も多く含んでいるからです。この成分は米国ジョンズ・ホプキンス大学のがん予防研究により発見されたもの。ピリッとする辛味の元となる成分で、身体の抗酸化作用を高めるはたらきや、花粉症の抑制、ピロリ菌の除去、有害物質を無毒化して体外に排出したりと、様々な疾病予防効果があることもわかってきました。また、ブロッコリースプラウト自身にも解毒酵素の活性化作用があり、スルフォラファンはそれをさらに強化します。ビタミンC、E、鉄分も豊富。

食べ方と注意点

スルフォラファン自体は熱に強い成分ですが、酵素の助けが必要。生野菜に含まれる酵素は熱に弱いため、生食で、なおかつよく噛んで食べることがポイントです。おすすめ量は週に1パック以上。また、その抗酸化作用は、体内で約3日持続するとのデータがあります。

手軽に取り入れられる食習慣

スルフォラファンは、細胞をしっかり壊すことで共存する酵素によって生成される成分です。フレッシュジュースやスムージーにするのもおすすめです。揮発しやすい性質のため作り置きはせず、すぐに飲みましょう。

Part. 1 / Fruits & Vegetables

シャキシャキ食感が特徴のヘルシー食材
Yacon
ヤーコン

RECIPE >>> P.129

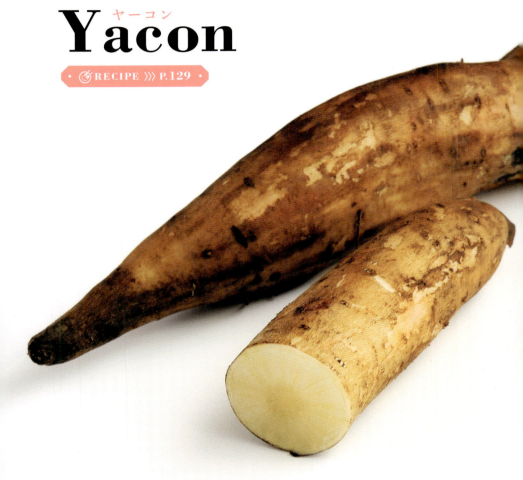

腸内環境を良くする
オリゴ糖たっぷりの甘さが魅力

Data

学　　名：*Smallanthus sonchifolius*

別　　名：キクイモ

科　　名：キク科

原 産 地：南米アンデス山脈

利用部分：塊根

主な形状：生野菜、乾燥野菜

☑ **注目すべき成分**

`フラクトオリゴ糖` `ポリフェノール` `食物繊維` `カリウム`

☑ **期待できる効果**

`美肌・美白` `アンチエイジング` `便秘解消` `ダイエット補助`

ヤーコンは長寿国で知られるアンデス地方が原産の根菜です。見た目の似ているサツマイモはデンプンを地下茎に貯蔵しますが、ヤーコンはフラクトオリゴ糖として貯蔵するためサツマイモよりもカロリーは低く約1/2です。フラクトオリゴ糖は大腸内のビフィズス菌などの餌となり、整腸作用を促します。また、甘みを感じますが体内で消化分解されにくいため、糖分はあってもエネルギーになりにくく、血糖値も上がりにくいためダイエットに役立ちます。また、カリウムなどのミネラルの他、ポリフェノールも豊富に含まれています。ポリフェノールは老化の原因物質となる活性酸素を抑える抗酸化作用があるため、アンチエイジング、生活習慣病予防にも役立ちます。便秘解消を期待するのであれば1日に約100g摂るのがおすすめです。水溶性食物繊維の豊富なヤーコンを1、不溶性食物繊維の多い豆類や根菜類などを2の割合で摂るとさらに効果的です。

🥄 食べ方と注意点

ヤーコンは生のまま食べられます。サラダにすると梨のようにシャキシャキとした歯触りでおいしくいただけます。加熱すると甘みが引き立ちますが、オリゴ糖が熱に弱く減少するため、さっと炒めるなど、なるべく短時間の加熱で仕上げるようにしましょう。

🥤 手軽に取り入れられる食習慣

ヤーコンをみじん切りにして不溶性食物繊維の多い納豆に刻んで加え朝食に。ゆであずきに混ぜてデザートに。乳酸菌豊富なヨーグルトと不溶性食物繊維の多いラズベリーと合わせてミキサーにかけたシェイクは腸の健康を心がける方におすすめです。

Part. 1 / Fruits & Vegetables

迫力あるピンク色が鮮やかな美容食
Dragon fruit
ドラゴンフルーツ

RECIPE ≫ P.151

淡白な味わいの中に
食物繊維やマグネシウムなど
美の栄養素がたっぷり

Data

学　　名：	*Hylocereus undatus*（白肉種）
別　　名：	ピタヤ、ピタジャ
科　　名：	サボテン科
原 産 地：	メキシコ、中南米熱帯雨林
利用部分：	果実
主な形状：	フルーツ

☑ **注目すべき成分**

食物繊維　マグネシウム　アントシアニン　葉酸

☑ **期待できる効果**

美肌・美白　便秘解消　アンチエイジング　貧血予防

ドラゴンフルーツは多肉植物の一種でアボカドより少し大きな果実です。日本では食用サボテンとしてゼリー状の果実のみ食べられていますが、皮もすりおろしてドレッシングなどに利用でき、メキシコなど原産国では花や葉肉も食べられています。含まれる糖分は果糖ではなくブドウ糖なので、あっさりした甘みに感じられます。特に輸入物は輸送時間を考え未熟なまま輸入されるため味の薄いものが多いですが、沖縄や九州産のものを選ぶと比較的完熟のしっかりした甘みのあるものが食べられます。食物繊維はバナナの約2倍も含み便秘解消など腸内環境を改善します。また100gあたり約50kcalと低カロリーなためダイエット食としても優秀です。アンチエイジングが期待できるポリフェノールの一種アントシアニン、貧血気味や妊娠中の人が摂りたい鉄分や葉酸も多く含まれています。さらに、カリウムとマグネシウムは果物の中ではトップクラス。夏バテ防止やむくみの解消にも効果があります。

🥄 食べ方と注意点

縦半分に切りスプーンですくって食べます。完熟であれば縦4つ割りにすると、手で簡単に皮がはずれます。ビタミンCの豊富なレモンなど柑橘系と合わせて食べると、美容健康効果がアップします。追熟しないので、買ったらなるべく早く食べましょう。

🥛 手軽に取り入れられる食習慣

低カロリーでさっぱりした甘さはサラダの具材にぴったり。造血に必要な葉酸を多く含むため貧血の人や妊娠中の人におすすめです。赤い果肉のドラゴンフルーツが手に入ったときは赤色色素が衣服につくと取れないため要注意です。

Part. 1 / Fruits & Vegetables

期待大の成分を含むメディカルフルーツ
Aronia berry
アロニアベリー

・RECIPE ≫ P.143・

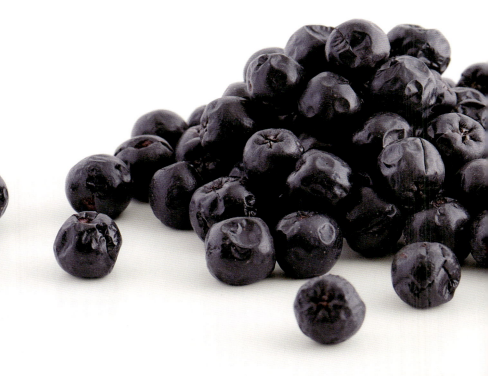

アントシアニジンと
ビタミン類で眼精疲労を改善

Data

学　　名：*Aronia melanocarpa*
別　　名：アローニャベリー、ブラックチョークベリー
科　　名：バラ科
原 産 地：北アメリカ東部
利用部分：果実
主な形状：冷凍フルーツ、ドライパウダー、フルーツ

☑ **注目すべき成分**
　アントシアニン　β-カロテン　β-クリプトキサンチン

☑ **期待できる効果**
　アンチエイジング　ダイエット補助　生活習慣病予防　美肌・美白

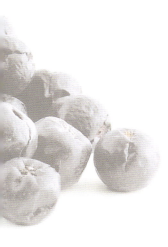

　アロニアベリーは一粒が1cmに満たない小さな果実で、寒冷地で栽培され、親しまれています。ロシアやブルガリアなどの東欧では広く栽培されています。日本では、北海道などで作られています。黒と赤の種がありますが、黒い種が食用、赤い種は観賞用です。黒い実は「メディカルフルーツ」とも呼ばれ、ポリフェノールがとても豊富に含まれています。特に強い抗酸化作用のあるアントシアニンの量がブルーベリーの3倍以上含まれているとされ、アンチエイジングに効果的なフルーツと言えます。また、他にも発がん抑制物質のβ-クリプトキサンチンや、美肌作りにも欠かせない成分β-カロテン、腸内環境を整え便秘解消に役立つ食物繊維などが含まれています。β-カロテンと食物繊維の保有量が小果実類ではトップクラスを誇り、生活習慣病予防や発がん抑制に効果があることがわかっています。ドライフルーツや、100%ジュースが手に入りやすいでしょう。

🍓 食べ方と注意点

美容健康効果を期待するのであれば、無糖の冷凍品やフリーズドライ粉末などアロニアベリー100%加工製品を摂りましょう。軽い運動を取り入れると代謝率アップ効果がさらに上がるため、毎日の習慣としてトレッチなどの前後に摂るのがおすすめです。

🥤 手軽に取り入れられる食習慣

1日のおすすめ量は10～15粒。渋みがあるため、他のフルーツと合わせてジュースやスムージーにすると摂りやすくなります。日本国内では北海道で栽培されているため、9月頃からの収穫の季節には生のアロニアベリーが手に入ります。

Part. 1 / Fruits & Vegetables

古代エジプトも愛した伝統野菜

Tiger nuts
タイガーナッツ

・ RECIPE ≫ P.122 ・

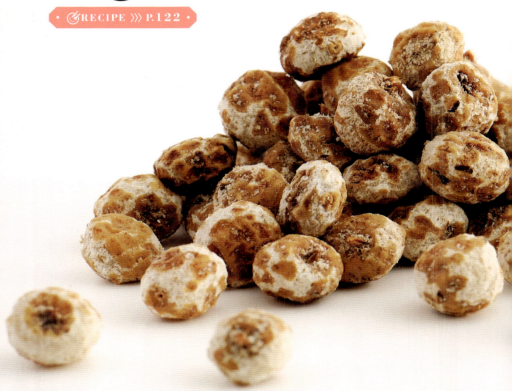

ナッツのような見た目で、
食物繊維を多く含み
便秘をすっきりと解消

Data

学　　名：*Cyperus Esculentus*
別　　名：チュファ、アースアーモンド
科　　名：カヤツリグサ科
原 産 地：ヨーロッパ〜北アフリカ
利用部分：塊茎
主な形状：乾燥野菜、ドリンク(オルチャータ)、ドライパウダー

☑ **注目すべき成分**
　　オレイン酸　食物繊維　ビタミンE　鉄分

☑ **期待できる効果**
　　美肌・美白　便秘解消　アンチエイジング　ダイエット補助

タイガーナッツは旧石器時代には東アフリカで栽培が行われていた最古の栽培作物とも言われています。見た目や食感がナッツのようなのでナッツと名前がついていますが、本当はジャガイモのように根にできる塊茎で分類は野菜です。ほんのりと甘みがあり、ナッツではないためナッツアレルギーの人でも食べられます。粉状に挽いたものは、アレルギーやグルテンフリーダイエットを心がける人の小麦粉代替品として利用されたり、地中海沿岸では「オルチャータ」と呼ばれる植物ミルクに加工されて牛乳アレルギーの人たちの代替食品に利用されています。また、美肌やアンチエイジングに役立つオレイン酸やビタミンE、便秘や食べすぎを防ぐ不溶性食物繊維、水分代謝を促すカリウム、貧血防止に役立つ鉄分と葉酸などを含むので、女性にはおすすめのスーパーフードです。

食べ方と注意点

食物繊維の含有量はアーモンドに勝り、不溶性食物繊維が多いため、食べすぎたり、水分が不足していると便秘を悪化させることがあります。1日のおすすめ量は8粒。必ず水分を摂りながら食べましょう。食前につまめば満腹感が出てダイエットに役立ちます。

手軽に取り入れられる食習慣

軽く砕いてサラダやシリアルに混ぜるのもおすすめです。必ず水分も一緒に摂り、よく噛んで食べましょう。また一晩水につけたものをミキサーで撹拌して漉せば自家製のオルチャータができあがります。絞りかすはオカラの代替品として料理に使えます。

Part. 1 / Fruits & Vegetables

鮮やかな赤味が特徴
Beet
ビーツ

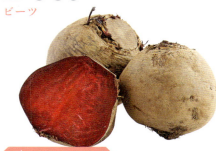

• RECIPE ≫ P.117 •

Data
学　　名	*Beta vulgaris*
別　　名	ビートルート、テーブルビート
科　　名	アカザ科
原 産 地	アフリカ北部、地中海沿岸
利用部分	根
主な形状	生野菜、乾燥野菜、水煮

☑ 注目すべき成分
　一酸化窒素(NO)　　オリゴ糖

☑ 期待できる効果
　アンチエイジング　　便秘解消

食べ方と注意点
ビーツの水溶性の栄養素を逃さないために、スープなどにして煮汁も食べることが大切です。

手軽に取り入れられる食習慣
生のビーツをジューサーにかけ、塩少々とオリーブ油、レモンを加えて簡単なビーツガスパチョに。

ビーツに豊富に含まれる一酸化窒素(NO)は血管の筋肉を柔軟にして血流を良くし、内臓だけでなく肌など見た目のアンチエイジングにも役立ちます。またオリゴ糖が腸内環境を改善し便秘解消に効果があります。

ハーブの女王
Noni
ノニ

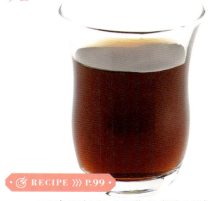

• RECIPE ≫ P.99 •

Data
学　　名	*Morinda citrifolia*
別　　名	ヤエヤマアオキ
科　　名	アカネ科
原 産 地	インドネシア・モルッカ諸島
利用部分	果実
主な形状	ジュース(原液)

☑ 注目すべき成分
　ビタミンB群、C　　プロキセロニン

☑ 期待できる効果
　美肌・美白　　アンチエイジング

食べ方と注意点
1日のおすすめ量は100%ジュースで30ml～60mlです。朝晩大さじ1～2杯ずつを目安にしましょう。

手軽に取り入れられる食習慣
においで飲みづらい方は、柑橘系など香りの強い果物のジュースで割ると飲みやすくなります。

ノニの実はビタミンやB群、C、細胞を活性化させるプロキセロニン、代謝を上げる必須アミノ酸など約140種の多種多様な成分を含みます。ジュースにしてから発酵させることでアミノ酸が増加し、さらに効果が上がります。

ほのかに甘く、ミネラルが豊富
Coconut Water
ココナッツウォーター

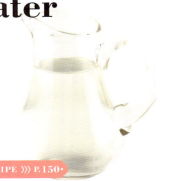

Data

学　　名：Cocos nucifera
別　　名：なし
科　　名：ヤシ科
原 産 地：フィリピン・マレーシア
利用部分：果汁
主な形状：ドリンク

☑ 注目すべき成分
　　カリウム　　カルシウム
☑ 期待できる効果
　　ダイエット補助　　むくみ改善

• RECIPE ≫ P.150 •

未成熟の果実の内側にある透明な液体で、ココナッツミルクとは別物。カリウムやカルシウムなどのミネラルが豊富で、ヒトの体液と浸透圧が近似しミネラルの吸収も良く、天然のスポーツドリンクとも呼ばれています。

食べ方と注意点
体を冷やすはたらきがあるため、冷え性の方は飲みすぎに注意しましょう。

手軽に取り入れられる食習慣
食前、食中に飲むと脂質の吸収を抑えダイエットに効果的です。飲みにくければレモンを絞って。

認知症予防も期待されるミラクルオイル
Coconut Oil
ココナッツオイル

Data

学　　名：Cocos nucifera
別　　名：ヤシ油
科　　名：ヤシ科
原 産 地：フィリピン・マレーシア
利用部分：果肉（胚乳）
主な形状：オイル（約25度以上で固体）

☑ 注目すべき成分
　　中鎖脂肪酸
☑ 期待できる効果
　　生活習慣病予防　　アンチエイジング

• RECIPE ≫ P.108・124 •

中鎖脂肪酸が肝臓内でケトン体に変わり、脳や体中の神経細胞のエネルギーとなって認知症予防や活性酸素除去、生活習慣病予防に役立ちます。また、ラウリン酸の抗酸化作用により免疫力や肌のバリア力をアップします。

食べ方と注意点
1日のおすすめ量は大さじ2。風味を生かすためには170度以上の加熱は避けましょう。

手軽に取り入れられる食習慣
大さじ2杯を1日のうちで分けて食事のたびに摂りましょう。温かいスープなど飲みものに加えて。

column 1 〜他にもある!〜
身近なスーパーフード

私たちが何気なく食べている食材の中にも、スーパーフードと呼ばれるほど健康効果の高い食材は存在します。積極的に毎日の食事に取り入れましょう。

トマト
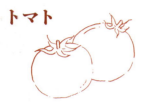

`リコピン` `生活習慣病予防`

太陽のような真っ赤な野菜

トマトに含まれる栄養素として一番の注目を浴びるリコピンには、悪玉コレステロールや血液の酸化を防ぐ効果があります。血液の流れをスムーズにして動脈硬化を防ぐはたらきがあり、生活習慣病の予防にもつながります。

アボカド
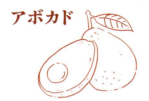

`不飽和脂肪酸` `美肌・美白`

なめらかな口当たりが人気

「森のバター」と言われるアボカドは、不飽和脂肪酸という脂肪酸を含み、アンチエイジング効果が期待できます。美容効果のあるDHAを含むサーモンやマグロと組み合わせたりすることで、肌のターンオーバーが期待できます。

しょうが

`ジンゲロール` `血行促進`

血行を改善し全身ポカポカに

多くの女性が抱える悩み、「冷え」を改善するしょうがは、香辛料や生薬、ハーブなどとして日本や中国を中心に重宝されています。辛味の成分であるジンゲロールは血管を広げるはたらきがあり、血行を促進、身体が温まります。

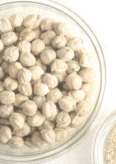

梅干し
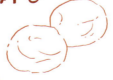

`クエン酸` `疲労回復`

クエン酸パワーが血行を改善

梅干しの酸っぱさの要因であるクエン酸には疲労回復効果があるため、運動後に食べるのがおすすめです。クエン酸には抗酸化作用も含まれるので、アンチエイジングにも。塩分を多く含むため、食べすぎないように注意しましょう。

玄米

`フィチン酸` `生活習慣病予防`

栄養バランスに優れた主食

白米に精米する前の玄米にある胚や糠には、ビタミンやカリウム、食物繊維など様々な栄養素が含まれます。栄養素バランスに優れ、特に多く含まれるフィチン酸はデトックス作用が高く美肌効果やむくみ防止、ダイエットに役立ちます。

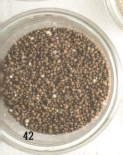

Part.2

スーパーフードの事典
穀物・種子・ナッツ系

小麦や白米の代替食品にもなると言われる
キヌアやアマランサスは、その栄養価の高さから
「スーパーグレイン〈驚異の穀物〉」とも呼ばれます。
良質な脂質と食物繊維を豊かに含むナッツ類は、
美容効果の高いおやつとしても最適で、
搾油したオイルも食卓に手軽に
取り入れられることから注目が集まっています。

Part.2 / Grain & Seeds & Nuts

NASAも栄養価の高さに注目
Quinoa
キヌア

RECIPE ≫ P.139

食物繊維や
ミネラルが豊富で
生活習慣病の予防に

Data

学　　名：*Chenopodium quinoa*
別　　名：キノア、キンワ
科　　名：ヒユ科
原 産 地：コロンビア～ボリビアの
　　　　　アンデス山脈一帯
利用部分：種子
主な形状：ドライシード（擬似穀物）

☑ **注目すべき成分**
- 食物繊維
- カルシウム
- カリウム
- 鉄分

☑ **期待できる効果**
- ダイエット補助
- 便秘解消
- アンチエイジング
- 貧血予防

キヌアは雨が少なく昼夜の気温差が激しい高地で育つ生命力豊かな植物。古代インカ帝国において、キアヌの種子はトウモロコシと並ぶ神聖で貴重な食物であり「穀物の母」と呼ばれ、時のインカ皇帝が金の鋤で種まきの儀式を行っていたと言われています。キヌアの栄養価を白米と比べると、カロリーは若干低い程度、しかしタンパク質は2倍、食物繊維は6倍、カリウムは6倍、カルシウムは6倍、マグネシウムは7倍、鉄は9倍、また必須アミノ酸バランスが白米や小麦より優秀。パワフルな食物で、美肌作りや便秘解消、貧血予防などに役立ちます。1990年代、NASAが理想的な宇宙食のひとつとして評価したことや、食後の血糖値が上がりにくく、ハリウッドセレブたちがダイエットに取り入れたことから認知度が上がりました。栄養素のバランスが良く、食物繊維やカルシウムを含むことから生活習慣病や更年期後の骨粗しょう症予防に役立つとも言われます。

🍎 食べ方と注意点

白米の代わりに、食物繊維が豊富なキヌアを主食にするとダイエットや健康維持に役立ちます。キヌア表面にはサポニンという苦味成分を含むので、水洗い後に調理をします。カルシウムの吸収アップにビタミンDを含む食材と合わせると良いでしょう。サポニン除去されたものも市販されています。

🥤 手軽に取り入れられる食習慣

P.154を参考にしてキヌアを茹で、または炊きます。炊いたキヌアはサラダやスープに加えま

サラダ

しょう。炒ると香ばしく、カリカリとした食感に。白米に加えて一緒に炊き、雑穀米にしても。揚げ物にキヌアの粉を使用するのも◎。

☑ *Local information*

現地で長年愛される穀物

アンデスでは7千年も前からキヌアが食べられてきました。キヌアの穂には赤や白、黄、紫、黒など様々な色がありますが、白いキヌアが一般的です。産地ボリビアやペルーではキヌアはスープが定番ですが、リゾットやパンの生地にしたり、発酵させて穀物を作ったりしています。

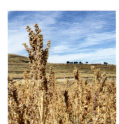

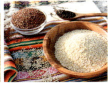

ボリビアの中でも、特に南部の乾燥地帯に育つキヌアは、他所で育ったキヌアよりも栄養価が高いと言われています。

Part.2 / Grain & Seeds & Nuts

色鮮やかな、甘酸っぱい真っ赤な果実

Pomegranate seed
ザクロシード

RECIPE >>> P.151

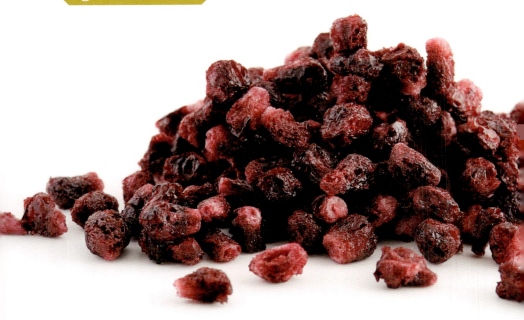

ホルモンバランスを整える
女性にうれしい効果がたっぷり。
血管も強くして老化を防ぐ

Data

学　　名：	*Punica granatum*
別　　名：	ポメグラネイトシード
科　　名：	ミソハギ科
原 産 地：	アメリカ・イラン・トルコ、北アフリカ
利用部分：	種衣、果汁
主な形状：	ドライシード、フルーツ、オイル

☑ 注目すべき成分
- カリウム
- エストラジオール
- ビタミンB_1、C
- ナイアシン

☑ 期待できる効果
- 美肌・美白
- アンチエイジング
- ホルモンバランスを整える
- むくみ改善

ザクロシードは古くから「女性の果物」とも呼ばれるザクロの種子です。女性は40代頃から、体内のエストロゲンが減り始め更年期障害や生活習慣病、自律神経失調症、肥満、肌や髪の老化などが起こります。ザクロシードに含まれる植物性ホルモンのエストロンやエストラジオールがそれらの緩和に役立ちます。生理不順やPMS（月経前症候群）、無理なダイエットによる若年性更年期など女性ホルモンが関わる症状の緩和にも役立つと言われています。他にもポリフェノール、ビタミン、ミネラル、そして特にザクロシードオイルには、プニカ酸とよばれるオメガ5脂肪酸が含まれています。プニカ酸（オメガ5脂肪酸）はコラーゲンの生成を助けるはたらきがあり、細胞壁や血管の弾力を強化して、シワやたるみ、くすみ、シミなど加齢に伴う肌トラブルや、アンチエイジングに役立ちます。日本ではフルーツや果実ごと乾燥させたフリーズドライのものが手に入りやすいでしょう。

食べ方と注意点

イチジクやブドウと一緒に摂ると美肌、アンチエイジング効果がアップ。エストロンの多量摂取はホルモンバランスを崩すと懸念されるとの意見もありますが、食べすぎなければ心配ありません（ザクロの乾燥種子100gにエストロン含有量は1mg）。

手軽に取り入れられる食習慣

フリーズドライのザクロシードをサラダ、ヨーグルトやシリアルに加えたり、そのまま食べましょう。生のザクロをジュースにする時は種ごとミキサーに入れていただきましょう。

シリアル

Local information

米国ではお祝いの果物

ザクロの一大生産地であるカリフォルニアの家庭では、ザクロはサラダやグラノーラ、ヨーグルトなどに加えたり、ジュースを絞ったり日常的な食品です。特に感謝祭やクリスマス、新年は、ザクロの収穫期と重なるため、お祝いのテーブルを鮮やかに彩る美しいフルーツとして人々に愛されています。

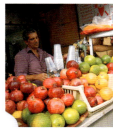

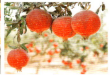

カリフォルニア産ザクロの実はとても大きく、日本産に比べると倍以上の大きさです。旬は11月で甘味、酸味も強く食べ応えがあります。

Part.2 / Grain & Seeds & Nuts

南米生まれの栄養素が豊富な種
Chia seed
チアシード

RECIPE ≫ P.108・128・143・147・150

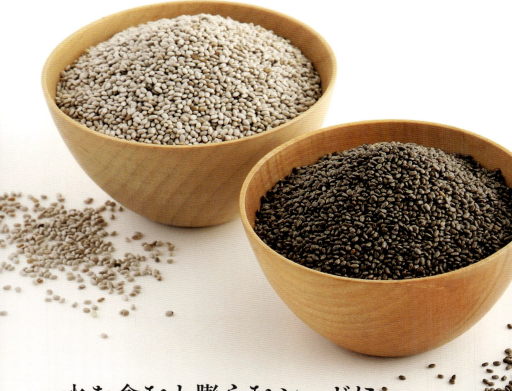

水を含むと膨らむシードに
オメガ3脂肪酸がたっぷり

Data

- 学　　名：*Salvia hispanica*
- 別　　名：なし
- 科　　名：シソ科
- 原 産 地：中米メキシコ
- 利用部分：種子
- 主な形状：ドライシード、オイル

☑ **注目すべき成分**
- オメガ3脂肪酸
- 必須アミノ酸(9種)
- カルシウム
- 食物繊維

☑ **期待できる効果**
- 美肌・美白
- 便秘解消
- 生活習慣病予防
- ダイエット補助

チアシードはメキシコ中部グアダラハラの広々とした高地で、青シソに似た小さな紫色の花を咲かせるチアの種子です。ゴマよりもさらに小さな種子であるチアシードは、味も香りもなく食べやすいのが特徴です。しかも自身の約10倍以上の水分を吸ってジェル状になる性質があり、食欲を抑えてくれたり、便秘解消に効果があります。チアシードには白と黒があり栄養価に差はありません。必須アミノ酸やカルシウム、植物性たんぱく質などを含むため、近年ではトライアスロンなど過酷な運動をするアスリートたちにも人気があります。特筆すべきは脳の活性化や、生活習慣病の予防に効果のあるオメガ3脂肪酸が多く含まれています。また、水溶性、不溶性両方の食物繊維を豊富に含むため、便秘解消にも効果があります。1日大さじ1杯で厚生労働省が推奨しているオメガ3脂肪酸量を摂取できます。

食べ方と注意点

チアシードは大さじ1杯(約10g)で1日分のオメガ3脂肪酸が摂取できます。また、殻に包まれているため、短時間の加熱調理ならオメガ3脂肪酸の成分が壊れにくいとされています。オイルの場合は加熱しないようにしましょう。食べすぎると、お腹がゆるくなることもあります。

手軽に取り入れられる食習慣

チアシードをおよそ10～15倍の水分と混ぜ、15分以上置くと水を含んで膨らみ、やわらかなジェル状になります

甘味をつけて

(P.154参照)。GI値の低いアガベシロップで甘味をつけ食前に摂れば食べすぎ防止に。ヨーグルトに混ぜるのもよいでしょう。ドレッシングやジュースに加えたりして、水分と一緒に食べましょう。

Local information

スーパーフードの聖地が故郷

チアシードはメキシコの先住民たちにとっては命の糧として大切にされてきた種子です。その栄養効果は非常に高く、飛脚など遠距離を旅する人や、古代アステカの戦士たちはチアシードと水だけを持って移動していたと伝えられています。「チア」はマヤ語で「力」「強さ」が語源というのもうなづけます。

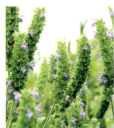

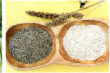

チアシードは無味無臭で調理しやすいので、メキシコではタコスにかけて食べたり、ライムジュースなどのドリンクに混ぜたりとさまざまな食事に登場します。

Part.2 / Grain & Seeds & Nuts

苦味のある薄皮もしっかり摂りたい
Walnut
クルミ

RECIPE ≫ P.133・143・153

良質なオイルと
ポリフェノールで
トータル的に美をサポート

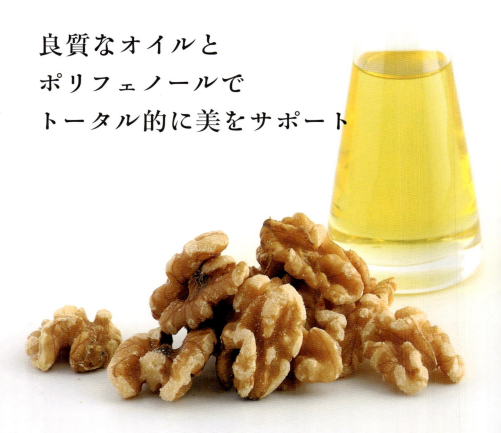

Data

学　名：	*Juglans ragia*
別　名：	ウォールナッツ
科　名：	クルミ科
原産地：	古代ペルシャ（イラン）
利用部分：	仁（種子）
主な形状：	生、ロースト、オイル

☑ **注目すべき成分**
- オメガ3脂肪酸
- ポリフェノール
- トリプトファン
- 食物繊維

☑ **期待できる効果**
- 生活習慣病予防
- 認知症予防
- アンチエイジング
- 安眠効果

　クルミが食用とされ始めた歴史は古く、紀元前7000年前からとも言われています。必須脂肪酸であるオメガ3脂肪酸のα-リノレン酸の含有量がナッツの中でもひときわ高いことがわかり、生活習慣病予防や、血管年齢を若返らせるスーパーフードとして注目を集めています。その他、クルミには良質な睡眠やストレスの軽減に必要なメラトニンの生成を助けるトリプトファンや、美しい髪や若々しさに欠かせない亜鉛、マグネシウム、ダイエットや便秘解消に必須の葉酸や食物繊維などが豊富に含まれています。特にアンチエイジングに効果的なポリフェノールは、赤ワイン1杯以上と言われており、苦味はありますが薄皮も食べるのがいいでしょう。手に入りやすく手軽に食べられる食品が、1粒約27kcalなので食べすぎには注意。近年ではクルミから搾ったクルミオイル（ウォールナッツオイル）にも注目が集まっています。

食べ方と注意点

1日のおすすめ量は約7〜9粒。クルミのオメガ3脂肪酸を生かしたいのであれば生のものを食べましょう。しかし、ナッツアレルギーのある方は注意が必要です。オイルは大さじ1杯程度をドレッシングに混ぜたり、炒め物の仕上げに使用することも可能です。

手軽に取り入れられる食習慣

一度にたくさん食べるのではなく、毎日少しずつ食べることが重要です。薄皮の苦味が気になる方は味つけせ

ハチミツ漬け

ずにローストしたクルミをハチミツに漬けて1週間ほど置くと食べやすくなります。

☑ Local infomation

産地は生クルミが主流

1770年頃、フランシスコ会の神父たちによって、クルミは米国へ渡りました。当初、カリフォルニア南部サンタバーバラ郡で、たった千本の苗木から始まったクルミ栽培でしたが、栽培地は北部へと移動し、今では木の栽培数は850万本へと増え、世界の需要2/3を賄うほどになりました。

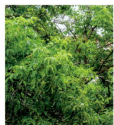

日本では、ローストされたものが一般的ですが、産地のアメリカでは生のまま、あるいはシロップなどに漬けたり、グラノーラに混ぜたものもよく食べられています。

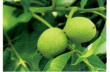

Part. 2 / Grain & Seeds & Nuts

良質な油を含むエネルギー源
Almond
アーモンド

RECIPE 》》 P.99・143・145

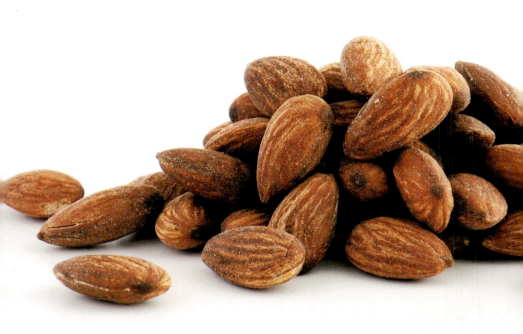

ビタミンEの効果で
美肌・美白になれる美容食

Data

学　　名：*Prunus dulcis*

別　　名：ヘントウ、アメンドウ

科　　名：バラ科

原 産 地：アジア西南部

利用部分：仁

主な形状：生、ロースト、オイル、ドリンク（アーモンドミルク）

☑ **注目すべき成分**

ビタミンE,B₂ ／ 不飽和脂肪酸 ／ ポリフェノール ／ 食物繊維

☑ **期待できる効果**

美肌・美白 ／ 便秘解消 ／ アンチエイジング ／ ダイエット補助

　アーモンドは『旧約聖書』にも健康に良い食品として登場するほど、はるか昔から人々に大切にされてきました。私たちが食べているのは種子の内側にある仁の部分です。18世紀にスペインの宣教師によってアメリカに渡ったのち、現在ではカリフォルニアが世界最大の生産地となりました。アーモンドは最もビタミンEの多い食品として知られており、ビタミンEの持つ抗酸化作用は細胞の酸化を抑制するため、血行促進やアンチエイジングに効果があり美容食と呼ばれています。その他にも不溶性食物繊維やビタミンB₂、不飽和脂肪酸、老化の原因物質AGE（タンパク質が糖化した物質）の生成を抑制するはたらきがあることも報告されています。その他に便秘改善やダイエット効果、美肌作り、アンチエイジング、疲労回復、生活習慣病予防、貧血改善、精神安定、安眠にも効果のあるスーパーフードなのです。最近はアーモンドを圧搾したオイルも売られています。

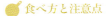

食べ方と注意点

1日のおすすめ量は25〜30粒ですが、もっと少なくて良いという意見もあるため様子を見ながら加減してください。カロリーが高くなってしまうため、油で揚げたものや甘い味つけのものは避け、素焼きのアーモンドをポリフェノール豊富な薄皮付きで食べましょう。

手軽に取り入れられる食習慣

生のアーモンドを水に浸して粉砕してできたアーモンドミルクは牛乳代わりにコーヒーやスムージーにも使えます。濾してしまうため食物繊維は減りますがビタミンEやオレイン酸などの栄養は摂取することができます。無加糖タイプを選ぶようにしましょう。

Part.2 / Grain & Seeds & Nuts

高タンパクなスーパーグレイン
Amaranthus
アマランサス

・RECIPE ≫ P.119・130・

高い栄養素バランスで
NASAも認める
グルテンフリーフード

Data

学　　名：*A.hypochondriacus*

別　　名：アマランス、アカアワ、仙人穀

科　　名：ヒユ科

原 産 地：ペルー・ボリビア

利用部分：種子

主な形状：ドライシード（擬似穀物）

☑ **注目すべき成分**
- トコトリエノール
- 食物繊維
- 鉄分
- カルシウム

☑ **期待できる効果**
- 美肌・美白
- ダイエット補助
- アンチエイジング
- むくみ改善

アマランサスはNASAが宇宙食として取り入れ、世界保健機構（WHO）も「未来の食物」として評価した種子です。アマランサスはヒエやアワ、キビなどイネ科の雑穀類ではなく、疑似雑穀と呼ばれる分類に属し「スーパーグレイン（驚異の穀物）」とも呼ばれています。しかし、穀物ではないためグルテンを含まず、小麦アレルギーの方の代替主食としても利用されています。アマランサスに含まれるトコトリエノールはビタミンEの一種で抗酸化作用が非常に高いので美肌効果やアンチエイジングに役立ちます。さらに、貧血予防に役立つ鉄分、骨粗しょう症予防に役立つカルシウムなどを含みます。タンパク質は白米の2倍含まれており、デトックス作用のあるメチオニンや必須アミノ酸もバランス良く含む他、肥満や高血圧などの生活習慣病予防や便秘解消におすすめな食物繊維も豊富。レタスの7倍近く含まれ、米に混ぜて炊くだけで、便秘解消やダイエット効果も期待できると言われています。

食べ方と注意点

アマランサスには必須アミノ酸のリジンが多く含まれているため、リジンの少ない白米に混ぜて炊くとアミノ酸バランスの優れた主食となります。また、加熱すると白い糸状のものが出る場合がありますが、胚芽部分なので問題ありません。

手軽に取り入れられる食習慣

アマランサスは茹でるかローストして食べます。茹でたものは、サラダに加えるとクスクスのように食べられます（茹で方はP.154）。また、フライパンで1分ほど乾煎りするとそのまま食べられます。その他、パンやクッキー生地に加えて焼くのもおすすめです。

Part. 2　Grain & Seeds & Nuts

ほのかに感じる米の甘み
Rice milk
ライスミルク

• RECIPE ≫ P.132 •

Data
- 学　名：*Oryza sativa*
- 別　名：第3のミルク
- 科　名：イネ科
- 原産地：中国南部山岳地帯など
- 利用部分：種子
- 主な形状：ドリンク

☑ **注目すべき成分**
　炭水化物　ビタミンE　食物繊維

☑ **期待できる効果**
　美肌・美白　便秘解消　ダイエット補助

米　粉を水に浸した後に濾過をし味つけをしたものと、玄米を甘酒のように発酵させたものがあります。後者は玄米の栄養素が凝縮され、ビタミンEやマグネシウム、食物繊維などが多く摂れるうえに低カロリー・低脂肪・ノンコレステロールのドリンクです。美肌や便秘解消が期待できます。

食べ方と注意点
ライスミルクはカルシウム含有量が低いため他食品で補うようにしましょう。リラックス効果の高いGABAが豊富なため眠る前に飲むのもおすすめです。

手軽に取り入れられる食習慣
ビタミン類を多く含む果物や野菜、タンパク質の多いヨーグルトやナッツ類と合わせてスムージーに。手軽でバランスの良い朝食となります。牛乳の代替品としても。

炒った青麦の
香ばしさがクセになる
Freekeh
フリーカ

• RECIPE ⟫ P.125 •

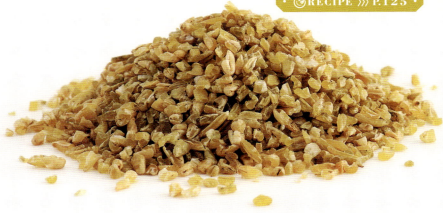

Data

学　名： *Triticum aestivum*
別　名： フリーケ
科　名： イネ科
原産地： 中東、地中海沿岸
利用部分： 種子
主な形状： 穀物（ドライ）

☑ **注目すべき成分**

食物繊維　ビタミンE　鉄分　カリウム

☑ **期待できる効果**

便秘解消　アンチエイジング　ダイエット補助

通 常より早く収穫した小麦を焙煎し乾燥させたもの。低グルテン、低糖質で高タンパク、しかも食物繊維を豊富に含むので便秘解消やダイエット時の主食として最適です。ビタミンEや鉄分やカリウムなどのミネラルも豊富なので美肌やデトックス効果が期待できます。

食べ方と注意点

ダイエット目的の場合は米飯の代わりにフリーカを炊いて、主食として取り入れてみましょう。具材を加えた炊き込みご飯風にすれば栄養効果もアップ。

手軽に取り入れられる食習慣

フリーカと水を1:2で鍋に入れ、天然塩ひとつまみを加えて中火で煮ます。沸騰したら弱火で約10分加熱すればフリーカご飯のできあがりです。

Part.2 / Grain & Seeds & Nuts

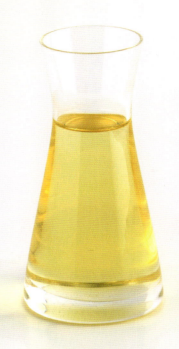

脳の老化を予防する
Perilla seed oil
エゴマオイル

RECIPE >>> P.107・109

Data

学　名：	*Perilla frutescens*
別　名：	シソ油
科　名：	シソ科
原産地：	東南アジア
利用部分：	種子
主な形状：	オイル

☑ **注目すべき成分**
オメガ3脂肪酸

☑ **期待できる効果**
生活習慣病予防　認知症予防　アンチエイジング　アレルギー緩和

　古くからアジア各国でも野菜として食されるエゴマの種子から採られるオイルは、現代の食生活では不足しがちなオメガ3脂肪酸が含まれます。オメガ3脂肪酸は、認知症や生活習慣病の予防、花粉症などのアレルギー緩和の他、美肌、アンチエイジング効果も期待できます。

食べ方と注意点
およそ大さじ1を目安に摂取します。オメガ3脂肪酸が熱に弱いため、直接食材にかけたり、和えたり、ドレッシングとして使います。開栓後は冷蔵庫に保管しましょう。

手軽に取り入れられる食習慣
味噌汁や納豆、卵かけご飯などにかけたり、ドレッシングのベースとしてサラダにかけても。

女性にもうれしい
オメガ3脂肪酸が豊富
Flaxseed
フラックスシード（アマニ）

RECIPE >>> P.106・114

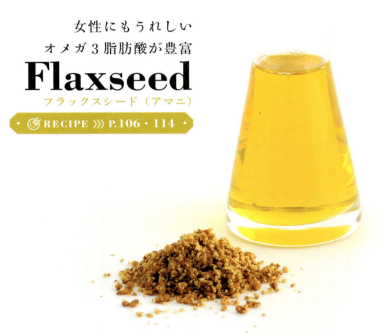

Data

学　名：	*Linum usitatissimum*
別　名：	アマニ（亜麻仁）
科　名：	アマ科
原産地：	中央アジア
利用部分：	種子
主な形状：	ロースト、オイル

☑ 注目すべき成分

オメガ3脂肪酸　リグナン　食物繊維

☑ 期待できる効果

アンチエイジング　ホルモンバランスを整える　便秘解消

亜麻の種子を「アマニ」、種子から取れるオイルを「アマニ（フラックスシード）オイル」と言います。アンチエイジングに効果的なオメガ3脂肪酸は現代人に不足しがち。食事から積極的に摂る必要があります。女性ホルモンを整えるポリフェノールの一種、リグナンや食物繊維なども豊富。

食べ方と注意点

1日のおすすめ量はローストアマニなら大さじ2杯、オイルなら大さじ1程度です。オメガ3脂肪酸は光や熱に弱いため加熱調理は避け、開栓後は冷蔵庫に保管しましょう。

手軽に取り入れられる食習慣

シード状のものは同量の水に数時間浸水させてからスムージーにするほか、ごますり器ですってサラダなどに。オイルはドレッシングや料理の仕上げに使いましょう。

59

Part.2 / Grain & Seeds & Nuts

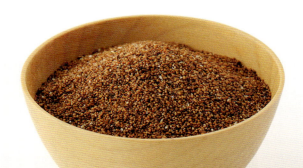

優れた栄養価を持つ
世界一小さな穀物

Teff
テフ

• RECIPE ≫ P.98・126 •

Data

学　名：	*Eragrostis tef*
別　名：	なし
科　名：	イネ科
原産地：	エチオピア
利用部分：	種子
主な形状：	穀物、パウダー

☑ **注目すべき成分**
食物繊維　鉄分　カルシウム

☑ **期待できる効果**
便秘解消　美肌・美白　ダイエット補助　生活習慣病予防

イネ科植物最小の穀物で、アフリカ北部で古くから栽培されてきました。産地では粉に挽いて小麦粉のように使われます。小麦よりも鉄分とカルシウムを豊富に含み、肌代謝や免疫力を高めます。グルテンフリーで腸内環境を整える食物繊維も多く、ダイエット向きの穀物です。

食べ方と注意点
そのまま食べることはできませんが粒のまま調理することは可能。白米に加えて炊けば白米に不足している鉄分や食物繊維を強化できます。基本の炊き方はP.155参照。

手軽に取り入れられる食習慣
とても小さい穀物なので、そのままパンケーキなどに加えて焼くこともできます。グルテンフリーで満腹度が上がるためダイエット中にもおすすめです。

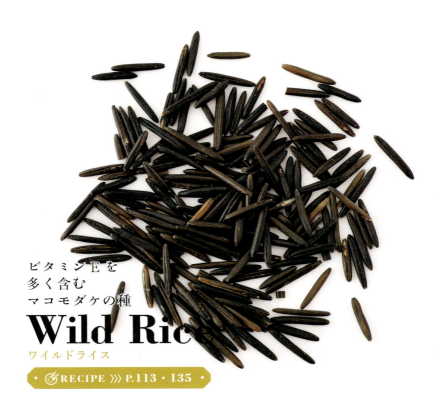

ビタミンEを
多く含む
マコモダケの種

Wild Rice
ワイルドライス

● RECIPE 》》 P.113・135 ●

Data

学　名	: Z. aquatica
別　名	: インディアンライス
科　名	: イネ科
原産地	: 東アジア、東南アジア
利用部分	: 種子
主な形状	: ドライシード

☑ **注目すべき成分**

ビタミンE　鉄分　食物繊維

☑ **期待できる効果**

美肌・美白　便秘解消　アンチエイジング　貧血予防

ワイルドライスは米ではなくマコモという多年草の種子です。低脂肪、低カロリーで主食として食べられます。アンチエイジングや美肌に効果的なビタミンEが豊富です。また便秘解消に役立つ食物繊維や貧血予防・改善に役立つ鉄分などのミネラルも豊富に含まれています。

食べ方と注意点

グルテンフリー食品なので小麦の代替として利用できます。スープに加えて煮込めば満腹感もある1品となり、スープに溶け込んだ水溶性の栄養も無駄なく摂取できます。

手軽に取り入れられる食習慣

ワイルドライスと水を1:4で炊くか、1:3で鍋に入れ沸騰するまで強火で加熱し、フタをして約30分弱火で煮ます（基本の食べ方はP.154）。

Part.2 　Grain & Seeds & Nuts

すっきりとした香りが漂う
Green coffee
グリーンコーヒー

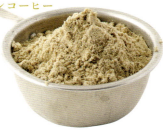

Data
- 学　　名：*Coffea arabica* など
- 別　　名：生豆コーヒー
- 科　　名：アカネ科
- 原 産 地：エチオピア・コンゴ
- 利用部分：種子
- 主な形状：パウダー、生豆

☑ 注目すべき成分
　[クロロゲン酸]　[カフェイン]

☑ 期待できる効果
　[ダイエット補助]　[生活習慣病予防]

グリーンコーヒーは、コーヒー豆を生豆のまま抽出したもの。焙煎しないため、加熱に弱いクロロゲン酸が壊されずに残っています。クロロゲン酸はブドウ糖の吸収を抑える機能が高いという、研究結果があります。

食べ方と注意点
ダイエット効果を期待するなら、食前に飲むと糖の吸収を抑えられます。

手軽に取り入れられる食習慣
粉状のグリーンコーヒーのパウダー小さじ2〜3杯にお湯100mlを注ぎ3分蒸らしてから飲みます。

オメガ3脂肪酸を含む「インカの宝石」
Sachainch
サチャインチ

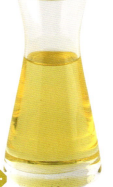

RECIPE ≫ P.109

Data
- 学　　名：*Plukenetia volubilis*
- 別　　名：インカグリーンナッツ（サチャイン豆を呼ぶ）
- 科　　名：トウダイグサ科
- 原 産 地：ペルー、アマゾン川流域
- 利用部分：種子
- 主な形状：オイル、ローストナッツ、パウダー

☑ 注目すべき成分
　[オメガ3脂肪酸]　[ビタミンE]

☑ 期待できる効果
　[アンチエイジング]　[生活習慣病予防]

サチャインチは星のような形をしたナッツで、種子からオイルやパウダーが作られます。オイルに含まれる、オメガ3脂肪酸は生活習慣病予防などに、ビタミンEはアンチエイジングに良いとされています。

食べ方と注意点
1日のおすすめ量はオイルなら約大さじ1。オメガ3脂肪酸を含みながらも、ビタミンEも豊富に含むため酸化に強く、短時間の加熱調理もOK。

手軽に取り入れられる食習慣
オイルはインカインチオイルとも呼ばれます。ヨーグルトや味噌汁などに加えましょう。

麻の種子から採られる
良質な脂肪酸
Hemp seed
ヘンプシード

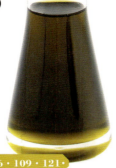

Data
- 学　　名：*Cannabis sativa*
- 別　　名：麻の実油
- 科　　名：アサ科
- 原 産 地：中央アジア
- 利用部分：種子
- 主な形状：オイル、ドライシード

☑ 注目すべき成分
`オメガ3脂肪酸` `γ-リノレン酸`

☑ 期待できる効果
`ダイエット補助` `アレルギー緩和`

• RECIPE ≫ P.106・109・121

食べ方と注意点
1日のおすすめ量はオイルで大さじ1杯です。オメガ3脂肪酸は熱に弱いためそのまま使うのがいいでしょう。

手軽に取り入れられる食習慣
スムージーやヨーグルト、ドレッシングに混ぜたり、お味噌汁やスープを飲む直前に加えましょう。

ヘンプシードは麻の種子で、それから採られたヘンプシードオイルは80%が必須脂肪酸。オメガ3、オメガ6脂肪酸、γ-リノレン酸のバランスが良く、抗炎症作用があるため、アレルギーの緩和にも役立ちます。

麻の実が原料のあっさりとした飲みやすさ
Hemp milk
ヘンプミルク

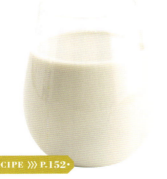

Data
- 学　　名：*Cannabis sativa*
- 別　　名：麻ミルク
- 科　　名：アサ科
- 原 産 地：中央アジア
- 利用部分：種子
- 主な形状：ドリンク

☑ 注目すべき成分
`オメガ3脂肪酸` `トリプトファン`

☑ 期待できる効果
`美肌・美白` `リラックス効果`

• RECIPE ≫ P.152

食べ方と注意点
1日おすすめ量は200ml。タンパク質が豊富で高カロリーのため飲みすぎ注意。加熱調理は不可。

手軽に取り入れられる食習慣
ほんのりクルミのような香りがして飲みやすい植物性ミルク。牛乳の代替品としてシリアルにかけても。

麻の種子と水を撹拌し漉した植物性ミルクで、ノンコレステロールです。リラックスに良いとされるアミノ酸のトリプトファン、脂肪燃焼に効果のあるロイシンなどの必須アミノ酸の他、オメガ3脂肪酸、ビタミン類を含有。

Part.2 　　Grain & Seeds & Nuts

普段の料理にも馴染み深い
ポピュラーな豆
Chickpea
ひよこ豆

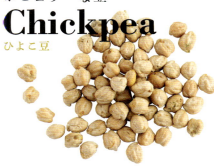

RECIPE >>> P.110・138

Data
- 学　名： *Cicer arientium*
- 別　名： ガルバンゾー、チャナ豆
- 科　名： マメ科
- 原産地： トルコ南東部
- 利用部分： 種子
- 主な形状： 乾物、水煮豆

☑ **注目すべき成分**
　ビタミン B₁、B₆ 　　食物繊維

☑ **期待できる効果**
　便秘解消 　　ダイエット補助

食べ方と注意点
ビタミンCを含む食品と合わせて食べると栄養吸収率が上がります。水煮の作り方はP.155。

手軽に取り入れられる食習慣
水溶性食物繊維を含むゴボウやきのこなどと一緒にサラダにするとバランスが良くなり健康効果アップ。

ビタミンB₁、B₆を含むためエネルギー代謝を助け、疲労回復、生活習慣病の予防に効果があります。また便秘解消に良い不溶性食物繊維は満腹感が出やすいためダイエットにも役立ちます。貧血予防の鉄分や銅、葉酸も豊富。

麺だけではなく粒食できる雑穀
Buckwheat's seed
そばの実

Data
- 学　名： *Fagopyrum esculentum*
- 別　名： そば米
- 科　名： タデ科
- 原産地： 中国南部
- 利用部分： 種子
- 主な形状： 穀物（ドライ）

☑ **注目すべき成分**
　ビタミンB群 　　ルチン

☑ **期待できる効果**
　ダイエット補助 　　生活習慣病予防

食べ方と注意点
1日のおすすめ量は100〜200g。野菜と摂ると、ビタミンCがルチンの抗酸化作用をアップさせます。

手軽に取り入れられる食習慣
あらかじめ柔らかくゆでたものを小分け冷凍しておけばリゾットやサラダなどにすぐ使えます。

そばの実は殻つきの種子で、そばの原料です。含まれるルチンは、血液の循環を良くし、生活習慣病予防に役立ちます。また、米や小麦に比べ、ビタミンB群が多く、エネルギーの代謝を助けます。

Part.3

スーパーフードの事典
植物の葉・根系
Leaves & Roots

日本でも昔からお茶や健康飲料として馴染み深い
ケールや緑茶などもスーパーフードのひとつ。
「奇跡の木」と呼ばれるモリンガや
標高4500mの過酷な環境で育つマカも
古くから健康を維持する食材として
現地の人々の生活に根付いています。

Part.3 / Leaves & Roots

北インド原産のミラクルツリー

Moringa
モリンガ

· RECIPE ≫ P.103 ·

葉や花はお茶に、種はオイルなど、全ての部位が使える万能植物

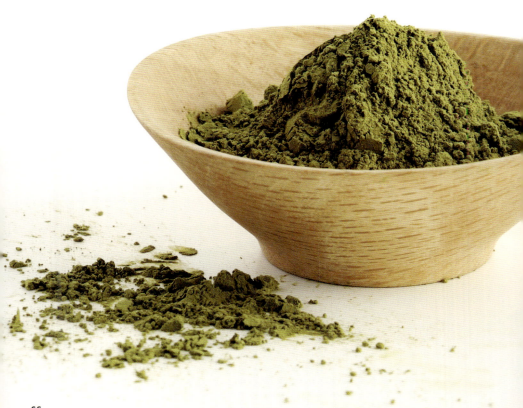

Data

- 学　　名：*Moringa oleifera*
- 別　　名：マルンガイ、ワサビノキ
- 科　　名：ワサビノキ科
- 原 産 地：北インド、スリランカ・フィリピン
- 利用部分：葉、花、種子ほか
- 主な形状：ドライパウダー、茶葉、オイル

☑ **注目すべき成分**
- タンパク質
- 食物繊維
- GABA(γ-アミノ酪酸)
- カルシウム

☑ **期待できる効果**
- ダイエット補助
- アンチエイジング
- 便秘解消
- 疲労回復

モリンガは、さや、葉、種子、茎、花、根の全てが有用。幹の部分は築材にも使われます。原産地であるインド、スリランカでは300の病気を予防する「薬箱の木」と呼ばれ、インド、スリランカの伝統医学アーユルヴェーダでは5千年も前から、生薬として使われています。モリンガの葉は、緑茶のような風味で、現在解明されているだけで90種類以上の栄養素が含まれています。中でもダイエットに不可欠のビタミンB₂、GABA、カルシウム、ポリフェノールが豊富に含まれています。様々なビタミン、ミネラル、タンパク質などを幅広く含むことから、成長期の子供やスポーツをされる方の栄養補給にも向いています。また、同時に代謝を促してくれるので、加齢による代謝の低下にも効果的です。「ミラクルツリー（奇跡の木）」とも称され、近年スーパーフードとして葉を粉末にしたパウダーやお茶が人気です。モリンガの種子を圧搾したモリンガシードオイルなどもあります。

🍵 食べ方と注意点

血液をサラサラにする薬（ワーファリン）を飲んでいる方は効果を弱める場合があるため医師に相談してからご使用ください。出産後、授乳中は子供の成長に必要な栄養素が含まれているので、日々の食生活に利用すると良いでしょう。

🥛 手軽に取り入れられる食習慣

パウダーをお湯で溶いたり、牛乳や豆乳、野菜ジュース、お味噌汁やスープなどに加えてもおいしく摂取できます。ビタミンA、Eは脂溶性なのでパンケーキやパンの生地に混ぜるなど加熱調理にも利用できます。

野菜ジュース

☑ Local infomation

現地で古くから愛された木

産地であるインドやスリランカでは、葉と種子、さやが、香味野菜としてカレーやスープに使われています。種子は炒って食用とされる他、ベンオイルと呼ばれる良質の植物油を搾油することもできます。ベンオイルは古くから香水の原料やスキンケア、薬用油として利用されてきました。

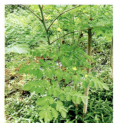

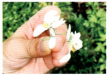

モリンガは白く可憐な花を咲かせます。また、種のさやが太鼓のスティックのように見えることから、「ドラムスティックの木」とも呼ばれています。

Part.3 / Leaves & Roots

高地で育まれる多年生植物
Maca
マカ

- RECIPE ≫ P.102・116 -

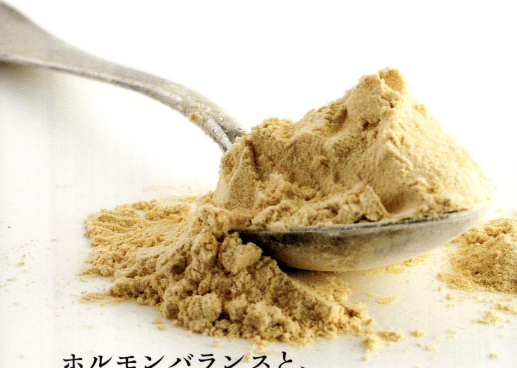

ホルモンバランスと、
肌のターンオーバーを整え、
いつまでも若々しく保つ

Data

- 学　名：*Lepidium meyenii*
- 別　名：アンデス人参
- 科　名：アブラナ科
- 原産地：ペルー
- 利用部分：根茎
- 主な形状：ドライパウダー

☑ **注目すべき成分**
- カルシウム
- アルギニン
- 鉄分
- プロリン

☑ **期待できる効果**
- 冷え予防
- ホルモンバランスを整える
- 美肌・美白
- 疲労回復

マカはカブに似た根茎の植物です。乾燥させて粉末にしたものは、きな粉のような風味が特徴です。インカ帝国時代に戦士たちがマカを食べてから戦いに挑んだという記録が残っており、その歴史背景からもマカは男性が使うイメージが強いのですが、実は女性にとっても良いとされるスーパーフードのひとつと言えます。例えば、冷え性改善や貧血予防が期待できる鉄分や、コラーゲンの構成成分のひとつであるプロリンというアミノ酸が含まれており、日々の健康維持におすすめです。さらに、必須脂肪酸のひとつでもあるアルギニンも含み、成長ホルモンの分泌を促進し、新陳代謝を促すので、美肌作りの他、疲労回復にも効果的です。その他、ビタミン類やカルシウムも豊富に含んでいるので、骨を強くしたり、免疫力をアップさせるのにも効果が期待できます。体力をつけたい時、疲れた時などに摂取するのも良いでしょう。パウダーなどで取り入れて。

🥣 食べ方と注意点

ヨウ素を含むため甲状腺に疾患のある方は禁忌。アブラナ科の食品にアレルギーのある方も禁忌です。パンケーキやポタージュなど加熱調理にも利用できます。

🥤 手軽に取り入れられる食習慣

マカパウダーはきな粉のような味で、ほんのりとした甘みがあり、ヨーグルトや緑葉色野菜などと一緒に拡散し、スムージーとして飲むのがおすすめです。また、スパイスカレーなどに入れても良いでしょう。

スムージー

☑ Local information

マカの畑は標高4500m

マカは、薄い空気と強い紫外線、昼夜の寒暖差が激しい標高4500mもの高地といった過酷な環境下（フニン地方）で育つとても強い食物です。マカは、現地において移動販売や薬局などで販売され、ペルーの人々の生活に根付いています。

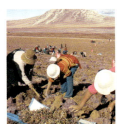

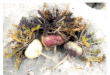

マカの収穫期間は3年。約2ヶ月天日干しにして栄養を凝縮させパウダーに加工されます。最長7年の休耕期間に入るくらい、土から栄養成分を吸収しています。

Part.3 / Leaves & Roots

砂糖よりも甘い植物性甘味料

Agave syrup
アガベシロップ

- RECIPE ≫ P.153 -

血糖値の上昇が
ゆるやか。
ダイエット中の
甘味がほしい時に

学　名：	*Agave tequilana*
別　名：	アガベネクター
科　名：	リュウゼツラン科
原産地：	メキシコ
利用部分：	根茎
主な形状：	シロップ

☑ **注目すべき成分**

イヌリン

☑ **期待できる効果**

便秘解消　生活習慣病予防　ダイエット補助

アガベシロップはテキーラの原料でもあるアロエにも似た植物リュウゼツランの根茎・ピニャから作られています。ピニャは、7〜8年もかけて直径70〜80cm、重さは30〜40kgもの大きさになるまで育てられ収穫されます。収穫にはコアと言う特殊な農機具を用い、ひとつひとつ手作業で掘り起こされ、シロップに加工されます。この糖はテキーラの原料にも使用されます。フルクトース（果糖）が多く、甘みが砂糖のおよそ1.3倍も高いとされるため、少量でも甘みを感じるので、使用量を控えることができ、ダイエットに効果があるとされています。また、血糖値の度合いを示すGI値が17と他の糖類よりも低く、血糖値の上昇がゆるやかなので、糖尿病などの生活習慣病の予防になります。アガベシロップは水溶性食物繊維のイヌリンを含み便秘改善にも効果的。

食べ方と注意点

GI値の低い糖ですが、過度な摂取は避けましょう。普通の糖の代替として使用するのがおすすめですが、甘みが強いので、少量から使用するようにしましょう。

手軽に取り入れられる食習慣

ふだん使っている糖の置き換えに。澄み切ったクセのない甘さでどんな食材、メニューとも合わせやすいです。食物繊維を含む代替コーヒー（タンポポ、チコリー）に合わせると便秘の解消も期待できます。

代替コーヒーの甘味に

Local infomation

アガベの産地メキシコ

テキーラの産地として、メキシコは16世紀からアガベを育て大切にしてきました。街へ出れば、店にはたくさんのアガベシロップやテキーラが並び、どれを選ぼうか迷ってしまいますが、安価なものは混ぜものをされているため、100%Agaveと明記があり、ある程度お値段の高いものを選びましょう。加熱時間や温度の違いにより色の濃さも様々です。

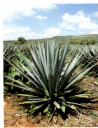

薄い色のほうが甘みがあり、濃い色はコクと深みのある甘さです。左より、エキストラダーク、ダーク、アンバー、ライト、エキストラライト。

Part.3 / Leaves & Roots

透明感のあるみずみずしい植物
Aloe vera
アロエベラ

RECIPE >>> P.119

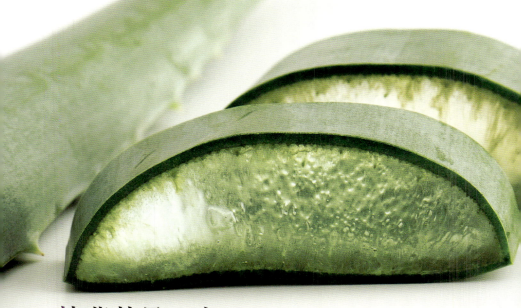

抗菌効果の高さと
デトックス作用で
体内の毒素を排出する

Data

学　　名：*Aloe vera*

別　　名：真性アロエ、バルバドスアロエ

科　　名：ユリ科

原 産 地：アラビア半島南部、北アフリカ、カナリア諸島 カーボベルデ

利用部分：葉肉

主な形状：生、シロップ漬、ドライ、ジュース

☑ 注目すべき成分

　アロエマンナン　　サポニン　　アロイン　　ムチン

☑ 期待できる効果

　ダイエット補助　　便秘解消　　アンチエイジング　　生活習慣病予防

　　アロエベラは「医者いらず」と呼ばれるほど様々な薬効が期待できる多肉植物で、ヤケドや胃痛に効くというのは民間療法としても有名。クレオパトラも美容のために利用していたと言われています。アロエベラにはアロエマンナン、サポニン、アロインなど中性脂肪を減らすはたらきのある成分が含まれており、これらは新陳代謝を活発にしたり、自律神経の安定、生活習慣病予防にも効果的。ゼリー状の葉肉には粘性物質の、糖タンパク質のムチンが豊富に含まれます。ムチンはデトックス作用が強く、美肌作り、アンチエイジング、便秘解消、抗ウイルス作用、抗腫瘍作用、血流改善効果などが期待できます。アロエには数多くの種類がありますが、薬用として使える種はキダチアロエとアロエベラで、化粧品などにも用いられます。キダチアロエは苦いのですが、アロエベラは葉が厚く苦味がないため食用(生やドライ、加工品)として販売されています。

食べ方と注意点

生の葉肉を使う場合、皮をむいてゼリー状の部分のみ15g程度を上限に使いましょう。外用として使う場合は、シュウ酸カルシウムが含まれているので、人によってかゆくなることも。パッチテストをしてから使用してください。

手軽に取り入れられる食習慣

生の葉がたくさん手に入ったときは、ハチミツ漬けやアロエ酒を作りましょう。アロエベラをざく切りにして、煮沸消毒した瓶に詰め、アロエベラが完全に浸るまでハチミツやホワイトリカーを加えます。ハチミツ漬けは冷蔵することで1ヶ月ほど保存が可能です。

Part.3 / Leaves & Roots

野菜不足を解消する青汁の原料
Barley grass
大麦若葉

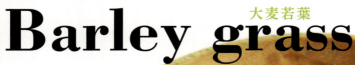

豊富な食物繊維と、
ミネラル類で、
生活習慣病を予防

Data

学　　名：*Hordeum vulgare*
別　　名：なし
科　　名：イネ科
原 産 地：中央アジア
利用部分：若葉
主な形状：ドライ、パウダー、ドリンク（青汁）

☑ 注目すべき成分

- 食物繊維
- カルシウム
- 鉄分
- β-カロテン

☑ 期待できる効果

- 生活習慣病予防
- アンチエイジング
- 冷え性予防
- 便秘解消

大麦は食用として栽培された最古の植物で、日本では主に麦茶や味噌、ビールなどを作るために種子が栽培されています。その大麦がまだ穂をつける前の葉の部分を大麦若葉と言います。大麦若葉はパウダーやエキスなどで青汁として飲まれていることが多いですが、カルシウムや鉄分、マグネシウム、タンパク質などが含まれています。造血・血行促進作用が強く、貧血や冷え性、不眠症に悩む人にもおすすめです。しかも豊富に食物繊維を含んでいるため腸内環境を良くするにはうってつけです。ビタミンCやβ-カロテンが豊富に含まれているため眼精疲労の緩和や免疫力向上なども効果的で、生活習慣病予防にもつながるでしょう。また、香りにはリラックス効果があることもわかっています。ケールと違い抹茶のようで飲みやすいことが特徴なので、青臭さが気になる人も取り入れやすいと言えます。

食べ方と注意点

大麦若葉はパウダーやドリンクなどの形で販売されています。青汁として冷凍したものも。脂溶性ビタミンや、少量ですがカフェインを含んでいるため摂りすぎは良くありません。メーカーのパッケージを読んで適量を摂りましょう。

手軽に取り入れられる食習慣

抹茶のような香りがするため、ライスミルクや豆乳に混ぜると抹茶ラテのようになり、ハチミツを加えれば、飲みやすくなります。可能なら有機栽培のものを手に入れ、パウダーの場合は加熱処理されていないフリーズドライを選びましょう。

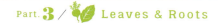

Part. 3 / Leaves & Roots

老化を防ぐ苦味が特徴的な葉
Kale
ケール

• RECIPE ≫ P.99

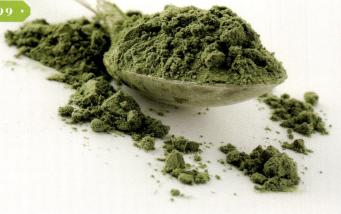

Data

学　名	: *Brassica oleracea var. acephala*
別　名	: ハゴロモカンラン
科　名	: アブラナ科
原産地	: 地中海沿岸
利用部分	: 葉
主な形状	: ドライパウダー、ドリンク（青汁）等

☑ 注目すべき成分
　ビタミンK　食物繊維　葉酸

☑ 期待できる効果
　生活習慣病予防　アンチエイジング

ケールも青汁として知られますがケールはキャベツが原種。栄養素も異なり、カルシウムやビタミンC,E類の他、葉酸や食物繊維も豊富に含まれています。生活習慣病やアンチエイジングに役立つ他、不眠症、眼病予防にも効果的です。

食べ方と注意点
フルーツやハチミツを加えると飲みやすくなります。抗凝固薬のワーファリンを服用している人はケール服用で効果が弱まるため摂取に注意をしましょう。

手軽に取り入れられる食習慣
葉は豆乳や牛乳に加えてフルーツやハチミツと一緒にスムージーにしたり、パウダーはパンケーキの生地に加えるとおいしくいただけます。苦味が少ないものもあります。

日本人に馴染みの深い定番茶
Green Tea

緑茶

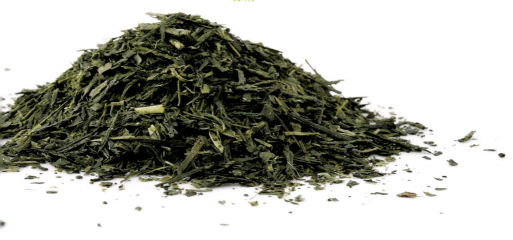

Data

- 学　　名：*Camellia sinensis*
- 別　　名：チャノキ
- 科　　名：ツバキ科
- 原 産 地：インド・ベトナム、中国西南部
- 利用部分：葉
- 主な形状：茶葉、ドリンク

☑ **注目すべき成分**
`カテキン` `テアニン` `カフェイン` `ビタミンC、E`

☑ **期待できる効果**
`美肌・美白` `アンチエイジング` `生活習慣病予防`

食べ方と注意点

食前に飲むと食欲抑制、効果がアップ。ビタミンCは一煎目で摂れます。カフェインが含まれるので不眠気味、妊娠中、授乳中の人は摂取量に注意。

手軽に取り入れられる食習慣

ダイエット中は冷たい緑茶ではなく温かい緑茶を飲むようにしましょう。体が温まり、新陳代謝が良くなるため効果がさらに上がります。

緑茶には、血中コレステロールや体脂肪を低下させ、抗酸化作用で生活習慣病予防やアンチエイジングにも役立つカテキンが含まれます。また、脂肪燃焼効果のあるカフェイン、うまみ成分でもあり精神安定に効果的なテアニン、美肌に役立つビタミンC、Eが豊富に含まれています。

column 2 どこで手に入るの？
スーパーフードの選び方

スーパーフードを選ぶときは、信頼のおけるショップから購入するようにしましょう。原産国、原材料、栄養成分表示の明記があり、できれば有機のものがおすすめ。パウダーを購入する際は加熱処理がされてない栄養素が凝縮されているフリーズドライのものを選びましょう。

輸入食品店などで購入する

海外の食品などを多く扱う輸入食品店などでの取り扱いが増えています。また、チアシードやキヌアなどは、身近にあるスーパーマーケットで手に入ることも。オーガニック食材の店舗もチェックしてみましょう。

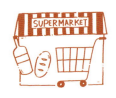

ネット通販サイトなど購入する

便利なネット通販でもスーパーフードを扱うショップが増えています。だからこそ、価格の安さに飛びつかずに、よく吟味して、安心できるサイトを利用しましょう。原料、成分など必要な情報を開示しているところを選んで。

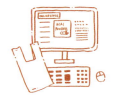

本書で使ったスーパーフードが買えるのはココ！

生活の木

オフィシャルサイト　https://www.treeoflife.co.jp
ショップ
原宿表参道店
〒150-0001 東京都渋谷区神宮前6-3-8 Tree of life
営業時間：11:00〜21:00
※その他、全国に直営店が120店舗あります。
上記ホームページでお近くの店舗をご確認ください。

通販・オンラインショップ
http://onlineshop.treeoflife.co.jp
TEL：0572-63-1080
FAX：0120-821182

商品に関するお問い合わせ
お客様サービス係
0120-175082
受付時間：月〜土 9:00〜18:00(日曜、祝日、年末年始を除く)

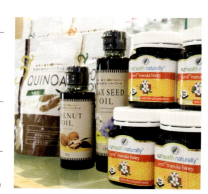

本書で使用している生活の木の商品・・・有機アサイー100％パウダー(P.20)、有機カムカム100％パウダー(P.22)、有機マキベリー100％パウダー(P.24)、有機ゴールデンベリー(P.26)、有機ゴジベリー(P.28)、キヌア(P.44)、ザクロシード(P.46)、有機チアシード・有機ホワイトチアシード(P.48)、有機クルミオイル(ウォールナッツオイル)(P.50)、アマランサス(P.54)、有機エゴマオイル(P.58)、有機アマニオイル(フラックスシードオイル)(P.59)、有機モリンガ100％パウダー(P.66)、有機マカ100％パウダー(P.68)、有機アガベシロップ(P.70)、ケール100％パウダー(P.76)、有機スピルリナ100％パウダー(P.80)、ニュージーランド産UMF認証マヌカハニー(P.82)、有機カカオ100％パウダー(P.92)　※その他、マカデミアナッツオイルなど本書に掲載のないスーパーフードの取り扱いがあります。

Part.4

スーパーフードの事典
その他
Others

特徴的な成分を持つマヌカハニーや、
低GIで注目が集まっているアガベシロップ。
また、スピルリナやダルスといった藻や海藻、
日本の伝統食である発酵食品の他、
クミンやターメリックなど、スパイスとして
使われているものをご紹介します。

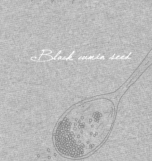

Part.4 / Others

約30億年前から存在するらせん状の藻
Spirulina
スピルリナ

· RECIPE 》》 P.99 ·

豊富なタンパク質と
必須アミノ酸のすべてを含有。
幅広く健康効果が
期待できる

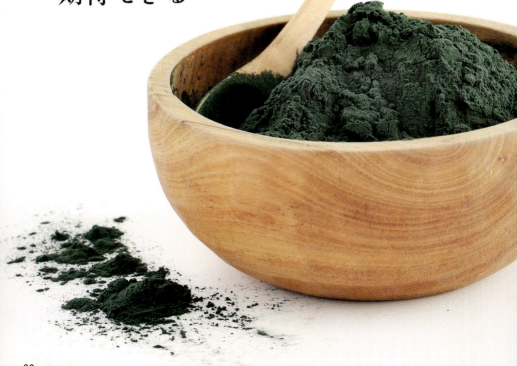

学　　名	：	*Spirulina platensis*
別　　名	：	ダイエ
科　　名	：	スピルリナ科
原 産 地	：	中央アフリカ、中南米の湖
利用部分	：	全体
主な形状	：	ドライパウダー

☑ **注目すべき成分**

- 必須アミノ酸(9種)
- 鉄分
- ビタミンB1,B2
- タンパク質

☑ **期待できる効果**

- 美肌・美白
- 便秘解消
- アンチエイジング
- 貧血予防

スピルリナはアフリカや中南米のアルカリ性塩水湖や沼に生息する藻類です。ラテン語で「らせん」を意味する「sprina（英語でいうスパイラル）」が語源と言われています。30億年前に地球上に誕生した、あらゆる動植物の起源と言われ、動物と植物の両方の特徴を持ち合わせています。その栄養バランスはとても優れており、タンパク質の宝庫と言われるほど。タンパク質の含有率は、鶏のささみおよそ27％に対してスピルリナはおよそ70％と言われます。人が体内で合成することができない必須アミノ酸9種を全て含んでいるため、効率良くタンパク質が摂取できます。また、体内でビタミンAに変化するβ-カロテンを豊富に含むため、野菜不足の方にもおすすめです。その他、貧血の予防効果が期待できる鉄分、抗酸化作用によってアンチエイジングが期待できるビタミンEも含んでいます。ドライパウダーで取り入れて。

食べ方と注意点

ビタミンK1が含まれるため、医師からビタミンKを控えるように言われている方、ワーファリン薬を服用している方は、薬の効果を弱める場合があるので注意が必要でしょう。

手軽に取り入れられる食習慣

海苔に似た風味が特徴なので、スムージーなどに加える他、味噌汁に加えたり、お好み焼きにかけたり、おにぎりのトッピングとしたり、和食でも活躍します。スムージーやヨーグルトに彩りとして加えるのもおすすめです。

味噌汁に

☐ *Local information*

熱帯地域ではポピュラーな食物

熱帯のアルカリ性の塩湖に生息するスピルリナ。塩湖の周辺住民は、スピルリナを採集、乾燥させて食べる習慣が伝統的にあり、貴重なタンパク源として重宝されてきました。現在では、アメリカ、台湾、インドなどで培養（養殖）され、世界各国に広まっています。

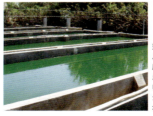

藻の一種であるスピルリナは、熱帯の30度以上の気温で育ちます。栽培地では、スピルリナの鮮やかなグリーンが湖面に広がっています。

| Part.4 / Others |

琥珀色をした栄養満点のハチミツ

Manuka honey
マヌカハニー

・RECIPE ≫ P.147・

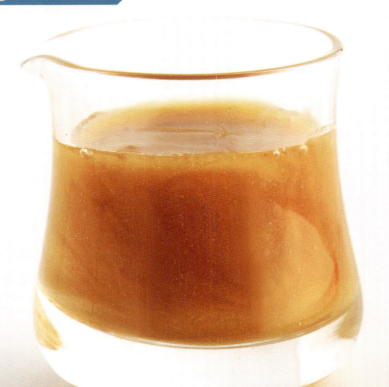

ピロリ菌や虫歯菌などへの
抗菌作用が強く、
抗炎症作用も持つ

Data

学　　名	*Leptospermum scoparium*
別　　名	なし
科　　名	フトモモ科
原 産 地	ニュージーランド
利用部分	マヌカツリーの花のハチミツ
主な形状	ハチミツ

☑ **注目すべき成分**
- レプトスペリン
- メチルグリオキサール

☑ **期待できる効果**
- 美肌・美白
- アンチエイジング
- 風邪予防
- 生活習慣病予防

マヌカハニーはニュージーランドだけに自生するマヌカの花から採れるハチミツです。マヌカは11月〜1月の間、およそ1ヶ月程度花を咲かせ、この花から採蜜される貴重なハチミツがマヌカハニーです。マヌカハニーには「UMF（ユニーク・マヌカ・ファクター）」などの指標があります。正規のマヌカハニーであることを特定するため、ドレスデン工科大学のトーマス・ヘンレ教授が発見したマヌカハニーの抗菌成分である「メチルグリオキサール」、兵庫県立大学加藤陽二教授が発見したマヌカ独特の成分「レプトスペリン」などの成分を認定基準としている協会（UMFハニー協会）もあります。マヌカハニーの純粋性、安全性の検査・保証に基づいた認証のものを選ぶようにしましょう。マヌカハニーに含まれているメチルグリオキサールは、口内炎などの口腔疾患を始め、胃腸疾患、風邪の予防などに効果があるとされています。

食べ方と注意点

ティースプーン1杯程度を摂ると良いとされています。1歳以下はボツリヌス菌による食中毒の可能性があるので不可。また、マヌカハニーは一般のハチミツよりも熱に強いこともわかっています。

手軽に取り入れられる食習慣

「食べるスキンケア」と呼ばれるほど美肌作りには欠かせません。直接食べる以外に、牛乳やハーブティ、スムージーなどに加えたり、ナッツなどと混ぜたものをトーストやバゲットにのせても美味しく頂けます。

スプーン1杯

Local information

マヌカハニーは常備薬

マヌカツリーは先住民・マオリ族がこの地にやって来る前から生育していました。「マヌカ」とはマオリ語で「癒しの木」「復活の木」の意味。マオリ族の時代から今でも現地ではどの家庭にも常備され、代替糖として使われる他、口内炎や風邪や虫歯予防にマヌカハニーを使っています。

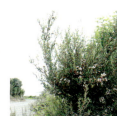

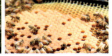

ミツバチ1匹が一生に作ることができるミツの量は、小さじ半分に過ぎません。ニュージーランドの養蜂家たちは彼らに敬意を表し愛情深く接しています。

Part.4 / Others

ベーコンの味がする不思議な海藻
Dulse
ダルス

RECIPE ≫ P.113・134

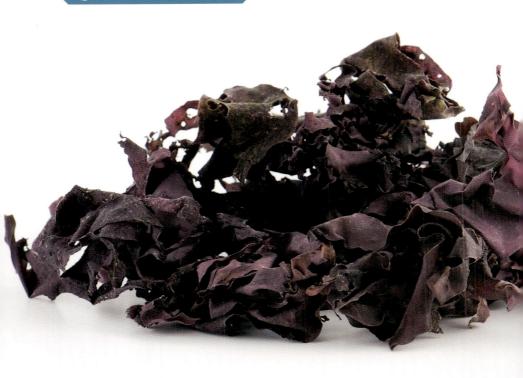

高い抗酸化作用と
豊富な天然ミネラルが
代謝を上げ血行を良くする

Data

学　　名：*Palmaria palmata*

別　　名：なし

科　　名：ダルス科

原 産 地：北大西洋

利用部分：葉

主な形状：乾物

☑ **注目すべき成分**

> アスタキサンチン　食物繊維　ヨウ素　フコイダン

☑ **期待できる効果**

> 便秘解消　アンチエイジング　冷え性改善　生活習慣病予防

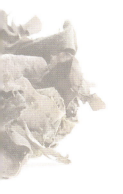

ヨーロッパ北部で古くから食用とされている赤い海藻で、6世紀にアイルランドの修道僧、聖コルンバが収穫したという記録もあるとされています。日本でも北海道の一部で食べられています。ビタミンCよりも強いと言われる抗酸化作用を持つ天然色素アスタキサンチンを豊富に含んでます。この色素はフレッシュな状態では赤色をしていますが、熱を加えると緑色に変わります。アスタキサンチンには、コレステロールの酸化防止のほか、疲労回復に効果があります。さらにビタミンB_6、Cやカルシウム、亜鉛、ヨウ素、アルギン酸などのミネラルやタンパク質、フコイダン、食物繊維などを豊富に含み、基礎代謝を上げ、血行を促進して美肌やアンチエイジング、冷え性改善に役立つ他、コレステロールの低下、腸内環境を改善し、便秘を予防、解消させる、ダイエット効果、またがんや生活習慣病予防に効果が期待できます。

食べ方と注意点

ヨウ素の含有量が多いとされるダルスは、乾燥で1gを食べれば十分な量です。甲状腺ホルモンを作り代謝を上げるため、甲状腺に病気のある方は医師に相談してください。

手軽に取り入れられる食習慣

ワカメなどの海藻類と同様に水で戻しサラダや酢の物、お味噌汁、スープ、炒めものなどに使えます。素揚げにするとベーコンの香りがすると言われており（日本人にとっては「海苔」の香りとも）パリパリと揉んでサラダなどにふりかけるのもおすすめ。

Part.4 / Others

ほのかなメープルの甘みと香り
Maple Water
メープルウォーター

• RECIPE ≫ P.149

美容効果の高い
ビタミンを多く含んだ、
透き通るような
カエデの樹液

Data

学　　名：*Acer saccharum*
別　　名：なし
科　　名：ムクロジ科
原 産 地：カナダ東部
利用部分：樹液
主な形状：ドリンク

☑ 注目すべき成分

[ナイアシン] [ABA（アブシジン酸）] [ポリフェノール] [カリウム]

☑ 期待できる効果

[美肌・美白] [アンチエイジング] [生活習慣病予防] [ダイエット補助]

　メープルウォーターはサトウカエデの樹液で、カナダの先住民たちが古くから健康維持のために飲んでいたと言われています。メープルウォーターを1/40までゆっくり煮詰めるとメープルシロップになります。メープルウォーターには、美肌に欠かせないビタミン・ナイアシンが豊富で、肌代謝が促されるため、美肌作りや美髪にも役立ちます。また、ABA（アブシジン酸）というフィト（植物性）ホルモンが含まれ、血糖値低下作用や免疫強化に効果があるとも言われています。さらに、むくみを改善するカリウムや、ポリフェノール、ビタミンB群や、カルシウム、マグネシウムなどのミネラルなど、現在わかっているだけで45種類以上もの成分を含んでいます。メープルウォーターは飲むと、ほんのりと甘味を感じますが、1カップ14kcalと低カロリー、脂質も0なので、ダイエット中の飲料としても安心して楽しむことができます。

食べ方と注意点

1日コップ1杯程度がおすすめです。100%純粋でオーガニックのものが良いでしょう。電解質の補給にも役立つので、スポーツ後や夏のレジャー時にも最適です。また栄養素は凍らせても、加熱調理しても問題ありません。

手軽に取り入れられる食習慣

水にフルーツを漬けたものをデトックスウォーターと言い、水溶性ビタミンを効率的に取れるとモデルたちの間で人気ですが、水をメープルウォーターに変えればさらに美容効果の高いデトックスウォーターができます。

Part.4 / Others

ミツバチが作り出す栄養満点の花粉
Bee pollen
ビーポーレン

RECIPE >>> P.140

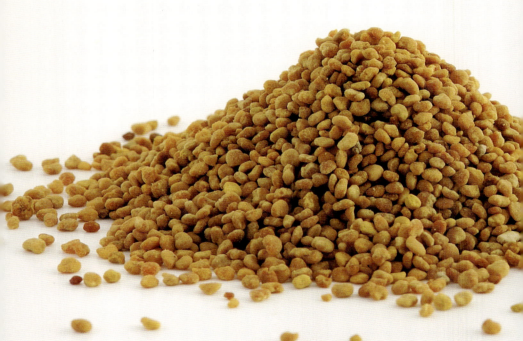

パーフェクトフード
とも言われる栄養源で、
花粉症への免疫対策も

Data

学　　名：なし
別　　名：アンブロシア、ハチ花粉
科　　名：なし
原 産 地：なし
利用部分：花粉（ミツバチ唾液由来の酵素）
主な形状：食用花粉

☑ **注目すべき成分**

[ビタミンA,B群,C,E] [アミノ酸(22種)] [酵素] [フラボノイド]

☑ **期待できる効果**

[美肌・美白] [便秘解消] [アンチエイジング] [生活習慣病予防]

ミツバチが花粉を採取する際、体内からインベルターゼという酵素を分泌して花粉にからませ、ボール状にして巣へ持ち帰ったものです。この酵素があるために私たちの体内でも花粉の栄養素を吸収することができます。その栄養効果は古来より知られ「生命を与える粉」と呼ばれ、クレオパトラも常食していたと言われています。ビーポーレンにはビタミンA,C,葉酸など18種類のビタミン、カルシウム、マグネシウム、鉄分、カリウムなどのミネラル、人体を作るアミノ酸22種類全ての他、消化を助けるアミラーゼ、カタラーゼなどの酵素、ルチン、フラボノイドなど、多くの栄養素が含まれているため「パーフェクトフード」とも呼ばれています。これらの成分によって、花粉症や喘息改善を期待できる抗アレルギー作用やアンチエイジング、便秘解消、貧血予防、免疫力向上、滋養強壮、美容効果などに役立つことがわかっています。

食べ方と注意点

熱に弱いため非加熱で摂ります。またオーガニックのものを選んで。ビーポーレンは花粉症を起こす植物由来ではないのでアナフィラキシーショックの心配はありません。ハチに刺されたことがある人は医師に相談を。1歳以下はボツリヌス菌による食中毒の可能性があるため不可。

手軽に取り入れられる食習慣

ビーポーレンはミツバチが集めた天然の花の種類によって風味が違い、栄養成分組成も同じものがありません。ヨーグルトやシリアルに混ぜると美味しく食べられます。1日におすすめの量はティースプーン1杯程度です。

> Part.4 / Others

ピリッと辛みのあるクミンの風味
Black cumin seed
ブラッククミンシード

• RECIPE ≫ P.124 •

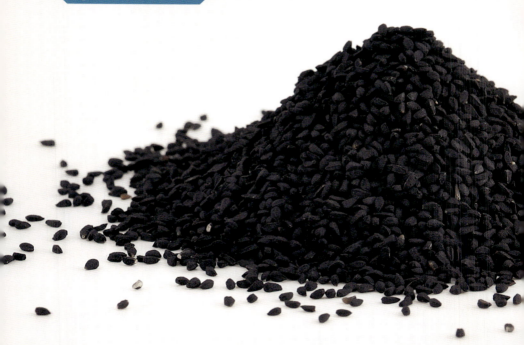

ツタンカーメン王も愛した
万能スパイス

Data

学　　名：Nigella Sativa

別　　名：カロンジ、ブラックシード、ブラッククミン、ローマンコリアンダー

科　　名：キンポウゲ科

原 産 地：インド・パキスタン

利用部分：種子

主な形状：ホール・パウダースパイス、オイル

☑ **注目すべき成分**

[ビタミンB_1,B_2,E] [チモキノン] [カルシウム]

☑ **期待できる効果**

[美肌・美白] [アンチエイジング] [ダイエット補助] [生活習慣病予防]

　ブラッククミンシードは一年草のニゲラという植物の種子。日本名で匂黒種草と言い、可愛いブルーの花を咲かせます。東南アジアでは料理に使われてきたスパイスで独特なスパイシーな香りがあります。古代ローマ時代から薬効が尊ばれ「死以外のあらゆる病気を治療できる」と言われていたほど。特有なのは免疫システムを改善する成分として知られるチモキノン。その他、ビタミンB_1、B_2、ナイアシン、E、葉酸、鉄分やカルシウムなどのミネラルなどが含まれ、皮膚病やアンチエイジング、生活習慣病予防にも効果的です。ブラッククミンシードから搾取したオイルも美肌効果が高い植物油として注目されています。加熱による酸化がなく長期保存もできるのが特徴。ツタンカーメン王のピラミッドの中から発見されたことで、古来からその保存性や有効成分が尊ばれてきたことがわかります。美容オイルとして肌や髪に使っても。

食べ方と注意点

1日のおすすめ量はシード、オイルともに小さじ1杯が目安。シードは消化吸収を良くするために細かく挽きましょう。スムージーなどに加える場合は、先にすり鉢やペッパーミルなどで挽くか、水分を吸わせ柔らかくしてからミキサーにかけると粉砕しやすくなります。スパイスなので加熱調理も可能。

手軽に取り入れられる食習慣

ペッパーミルなどを使って細かく粉砕し、スパイス（香りづけ）として使いましょう。カレー粉が合う料理であればどんな料理でも使うことができます。オイルはスープやサラダのドレッシング、野菜メインのスムージーなどでもおいしく食べられます。

Part.4 / Others

芳醇な香りが
リラックス効果をもたらす

Cacao
カカオ

• RECIPE >>> P.143 •

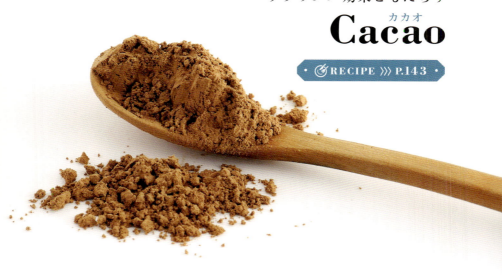

Data

学　　名	：	Theobroma cacao
別　　名	：	なし
科　　名	：	アオイ科
原 産 地	：	中央・南アメリカ
利用部分	：	種子（胚乳）
主な形状	：	ドライパウダー、フレーク（カカオニブ）

☑ **注目すべき成分**
[カカオポリフェノール] [テオブロミン] [マグネシウム] [食物繊維]

☑ **期待できる効果**
[アンチエイジング] [リラックス効果] [生活習慣病予防] [集中力向上]

カカオ豆の胚乳を低温で乾燥しフレークにしたものが"カカオニブ"、さらに細かくしたものが"カカオパウダー"で、スパイスとしても使われます。老化や生活習慣病の予防に役立つポリフェノール、自律神経を調整しリラックス効果をもたらすテオブロミン、体内の酵素のはたらきを活性化させるマグネシウムを含有。

食べ方と注意点

テオブロミンは自律神経を整える作用もあり、寝る前にチョコレート（できればカカオ70％以上）なら1片を、カカオパウダーなら小さじ1杯を摂るとリラックスして眠りやすくなります。

手軽に取り入れられる食習慣

腹持ちの良いバナナと合わせたスムージーはダイエットや便秘解消におすすめ。また、カカオ含有量の多いチョコレートを手作りするのも良いでしょう。

粘り気が特徴的なご飯のお供
Natto
納豆

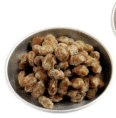

Data
- 学　　名： ※加工食品のためなし
- 別　　名： なし
- 科　　名： 原料の大豆はマメ科
- 原 産 地： ──
- 利用部分： 大豆を納豆菌によって発酵して作る
- 主な形状： 発酵食品

☑ **注目すべき成分**
　[ナットウキナーゼ]　[ビタミンB群]

☑ **期待できる効果**
　[美肌・美白]　[生活習慣病予防]

・🥣 RECIPE ≫ P.136 ・

酵素のナットウキナーゼやビタミンB群、アルギニン、マグネシウム、大豆イソフラボンなどを含み、美肌や老化防止の他、便秘、生理不順、ストレス、脳の老化、生活習慣病や骨粗しょう症などの予防に役立ちます。

🍴 **食べ方と注意点**
ナットウキナーゼは熱に弱いので、長時間の加熱調理は避けましょう。

🥤 **手軽に取り入れられる食習慣**
1日のおすすめ量は50g(約1パック)。ご飯にかけたり、キムチなどと合わせてもおいしくいただけます。

熟成させた甘みや旨味がぎっしり
Miso
味噌

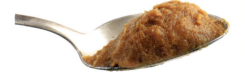

Data
- 学　　名： ※加工食品のためなし
- 別　　名： なし
- 科　　名： 原料のひとつ、大豆はマメ科
- 原 産 地： ──
- 利用部分： 大豆や麦、米などに麹と塩を加えて発酵して作る
- 主な形状： 発酵調味料

☑ **注目すべき成分**
　[酵素]　[タンパク質]

☑ **期待できる効果**
　[アンチエイジング]　[生活習慣病予防]

・🥣 RECIPE ≫ P.125・126・131・153 ・

味噌は酵素やタンパク質、必須アミノ酸が豊富な食品です。生活習慣病予防や美肌効果、老化防止の他に、がんや胃潰瘍の予防、脳の活性化にも効果的であることがわかっています。日頃の食事に味噌汁をプラスしましょう。

🍴 **食べ方と注意点**
味噌の酵素が壊れるため50度以上の加熱は禁物。味噌汁は味噌を加えたらすぐに火を止めましょう。

🥤 **手軽に取り入れられる食習慣**
味噌汁は1日1杯以上を。カリウムの多い野菜や海藻を加えれば過剰な塩分が排出されやすくなります。

Part.4 / Others

インド料理に欠かせない定番スパイス
Turmeric
ターメリック

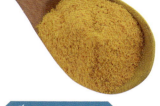

・RECIPE ≫ P.136・

Data
- 学　　名：*Curcuma longa*
- 別　　名：ウコン、ウッチン、ハルディオレナ
- 科　　名：ショウガ科
- 原産地：インド
- 利用部分：根茎
- 主な形状：パウダースパイス

☑ 注目すべき成分
　[クルクミン]　[ビサクロン]

☑ 期待できる効果
　[ダイエット補助]　[二日酔い改善]

インドでは古くからアーユルヴェーダの生薬として使われてきました。クルクミンというポリフェノールの一種が脂肪細胞の分裂を防ぎダイエットに役立ちます。またビサクロンの抗酸化作用は二日酔い改善に役立ちます。

🥄 **食べ方と注意点**
パウダーなら小さじ1杯程度。授乳中や妊娠中の人は、子宮を収縮させる効果があると言われているため、過剰摂取に注意。

🥛 **手軽に取り入れられる食習慣**
ゆでた豆にヨーグルトと塩、ターメリック、黒コショウを混ぜたサラダやターメリックライスなど。

日本伝統の発酵飲料
Amazake
甘酒

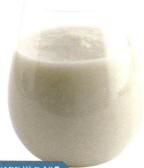

・RECIPE ≫ P.107・

Data
- 学　　名：※加工食品のためなし
- 別　　名：カンシュ、あまがゆ
- 科　　名：原料の米はイネ科
- 原産地：──
- 利用部分：米と米麹発酵して作る
- 主な形状：ドリンク

☑ 注目すべき成分
　[ビタミンB群]　[酵素]

☑ 期待できる効果
　[ダイエット補助]　[疲労回復]

甘酒は栄養補給を目的とした点滴の組成に酷似しているため「飲む点滴」とも呼ばれています。ビタミンB群や必須アミノ酸、酵素などが豊富で美肌やダイエット、疲労回復に役立ちます。(注：酒粕を水で溶いた甘酒を除く)

🥄 **食べ方と注意点**
1日のおすすめ量はコップ1杯程度。低カロリー飲料と言うわけではないため、飲みすぎは注意しましょう。

🥛 **手軽に取り入れられる食習慣**
満腹感を得やすいブドウ糖を含むため、朝食やおやつ代わりに飲むとダイエットにも役立ちます。

94

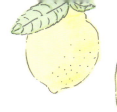
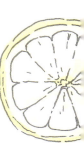
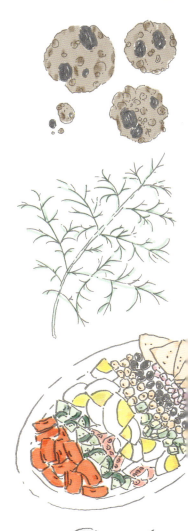

Part.5

スーパーフード
レシピ

Super Food Recipes

Part1〜4で紹介したスーパーフードを使って、
Part 5では、手軽に作ることができる
スムージーやサラダ、マリネ、パスタやご飯、
デザートなどおいしく食べられる
身近なレシピをご紹介します。
毎日の食卓にスーパーフードを取り入れて、
体の中から健やかに美しくなりましょう。

Smoothies

忙しい朝でも、毎日飲みたい
簡単アレンジのビューティースムージー9

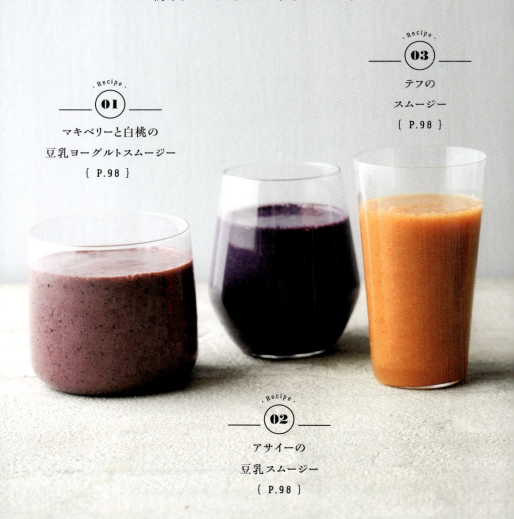

・Recipe・
01
マキベリーと白桃の
豆乳ヨーグルトスムージー
{ P.98 }

・Recipe・
03
テフの
スムージー
{ P.98 }

・Recipe・
02
アサイーの
豆乳スムージー
{ P.98 }

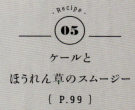

Recipe
05
ケールと
ほうれん草のスムージー
{ P.99 }

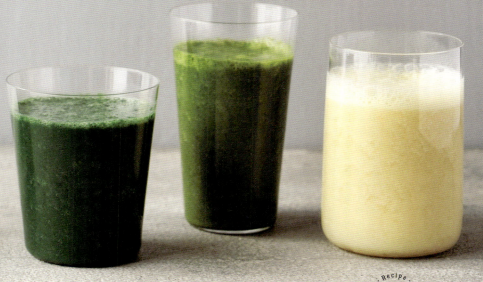

Recipe
04
スピルリナの
スムージー
{ P.99 }

Recipe
06
ノニの
アーモンドスムージー
{ P.99 }

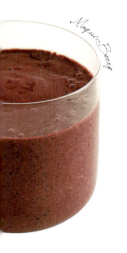

Recipe 01 smoothie

[ダイエット補助] [眼精疲労緩和] [便秘解消] [ホルモンバランスを整える]

マキベリーと白桃の豆乳ヨーグルトスムージー

材料・2人分

マキベリー(パウダー) …… 大さじ1	ヨーグルト(無糖) ………… 80g
白桃 ……………………… 1/2個	豆乳(無調整) ……………… 100ml
ミックスベリー(冷凍) ……… 60g	ハチミツ ………………… 大さじ1/2
レモン汁 ………………… 小さじ2	氷 ………………………… 40g

作り方

1 白桃は皮をむき種を取って適当な大きさに切り、ミキサーにかける。

2 すべての材料をミキサーに入れ、なめらかになるまで撹拌する。

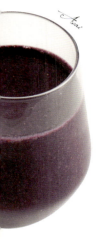

Recipe 02 smoothie

[美肌・美白] [貧血予防] [アンチエイジング] [疲労回復]

アサイーの豆乳スムージー

材料・2人分

アサイー(パウダー) ……… 大さじ1	ブルーベリー …… 1/2カップ(60g)
キウイフルーツ ………………… 1個	ラズベリー ……… 1/2カップ(60g)
いちご ………………… 5〜8粒(60g)	豆乳(無調整) ……………… 300ml

作り方

1 キウイは皮をむいて適当な大きさに切る。いちごはヘタを取る。

2 すべての材料をミキサーに入れ、なめらかになるまで撹拌する。

Recipe 03 smoothie

[美肌・美白] [ホルモンバランスを整える] [アンチエイジング]

テフのスムージー

材料・2人分

テフ …………………… 小さじ1	水 ………………………… 100ml
にんじん ………………… 1/3個	レモン汁 …………………… 少々
リンゴ …………………… 1/2個	ハチミツ ………………… 小さじ1
トマト …………………… 1/2個	

作り方

1 にんじんとリンゴは皮をむき、リンゴは種を取って一口大に切る。トマトは皮つきのまま一口大に切る。

2 すべての材料をミキサーに入れ、かたまりがなくなってなめらかになるまで撹拌する。

Recipe 04 — smoothie

貧血予防 / 免疫力向上 / アンチエイジング

スピルリナのスムージー

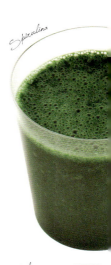

材料・2人分

- スピルリナ(パウダー)……大さじ1
- 小松菜……………………2株
- 白菜………………1〜2枚(100g)
- パイナップル(果肉)………大3〜4切れ(80g)
- バナナ……………………1本
- 果汁100% リンゴジュース…150ml
- ハチミツ…………………小さじ1
- 豆乳(無調整)……………100ml

作り方

1. 小松菜、白菜、パイナップル、バナナはそれぞれ適当な大きさに切る。
2. すべての材料をミキサーに入れ、なめらかになるまで撹拌する。

Recipe 05 — smoothie

便秘解消 / アンチエイジング / 生活習慣病予防

ケールとほうれん草のスムージー

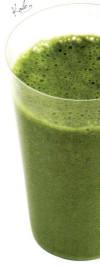

材料・2人分

- ケール(パウダー)…………大さじ1
- ほうれん草………………1/2束
- バナナ……………………1本
- ヨーグルト(無糖)…………50g
- 果汁100% オレンジジュース………200ml

作り方

1. ほうれん草はしっかりと洗って根元を切り落とし、2cm幅のざく切りにする。バナナは皮をむいて適当な大きさに切る。
2. ミキサーにバナナ、ヨーグルト、ほうれん草、ケール、オレンジジュースの順に入れ、なめらかになるまで撹拌する。

Recipe 06 — smoothie

ダイエット補助 / 便秘解消 / 生活習慣病予防

ノニのアーモンドスムージー

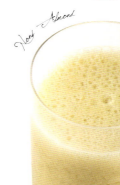

材料・2人分

- ノニ(ジュース原液100%)…小さじ2
- アーモンド(ミルク)………200ml
- パイナップル(果肉)………大4切れ(100g)
- レモン汁…………………小さじ2
- バニラエッセンス(なくても可)……適量

作り方

1. すべての材料をミキサーに入れ、なめらかになるまで撹拌する。

Recipe 07 | smoothie

美肌・美白 / 疲労回復 / 便秘解消 / 免疫力向上

カムカムとバナナの
コーヒースムージー

カムカムとバナナの風味を感じる、
コーヒー牛乳風のまろやかな飲みごこち

材料・2人分

カムカム(パウダー)……小さじ2
バナナ………………………… 2本
牛乳……………………… 400ml
インスタントコーヒー(顆粒)
………………………小さじ2

作り方

1. バナナは皮をむいて適当な大きさに切る。
2. すべての材料をミキサーに入れ、なめらかになるまで撹拌する。

※妊娠中・授乳中の方は、ノンカフェインの代替コーヒー(タンポポ・チコリー)を使用してもOKです。

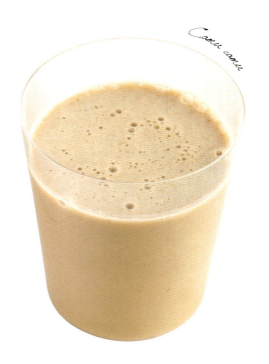

Camu camu

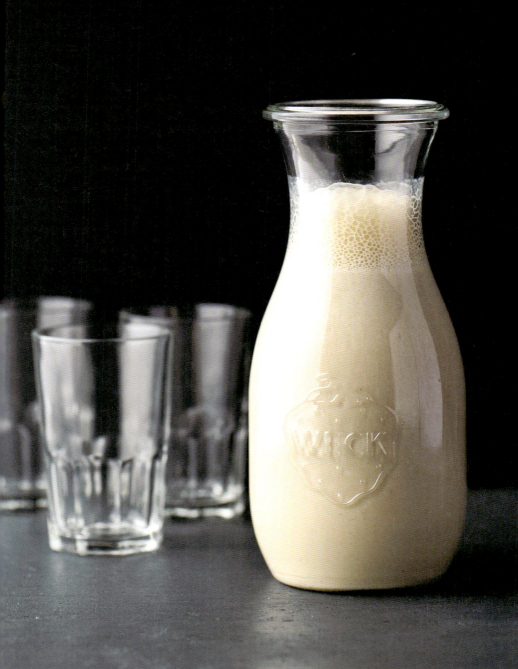

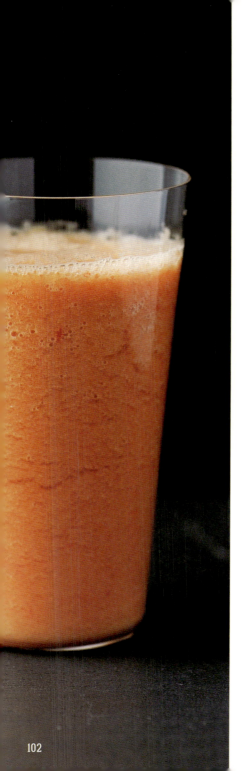

Recipe 08 | smoothie | 疲労回復 | 冷え性予防
ホルモンバランスを整える | ダイエット補助

マカの
トマトスムージー

トマトの優しい酸味と
きな粉のようなマカの風味が絶妙

材料・2人分

マカ(パウダー)
………… 小さじ1
トマト ……… 中2個
セロリ ……… 1/2本
オレンジ ……… 1個
しょうが ……… 1片

作り方

1 トマトはくし形に切る。セロリはざく切りにする。オレンジは薄皮までむいて種を取る。

2 すべての材料をミキサーに入れ、なめらかになるまで撹拌する。

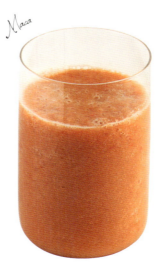

102

Recipe 09 smoothie

ダイエット補助　アンチエイジング
美肌・美白　疲労回復

モリンガの
黒ごま豆乳スムージー

モリンガとアボカドを組み合わせた、
とろりとしたなめらかな口当たり

材料・2人分

モリンガ(パウダー) ………… 小さじ2
アボカド ………… 1個
バナナ ………… 1本
すりごま(黒) ‥ 大さじ2
豆乳(無調整) ‥‥ 300ml

作り方

1. アボカドは皮をむいて種を取り、バナナは皮をむいてそれぞれを適当な大きさに切る。
2. ミキサーにモリンガ、バナナ、すりごま、豆乳を入れてなめらかになるまで撹拌する。アボカドを加え、軽く撹拌する。

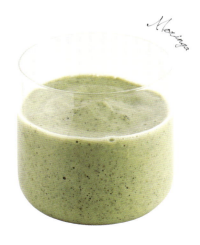
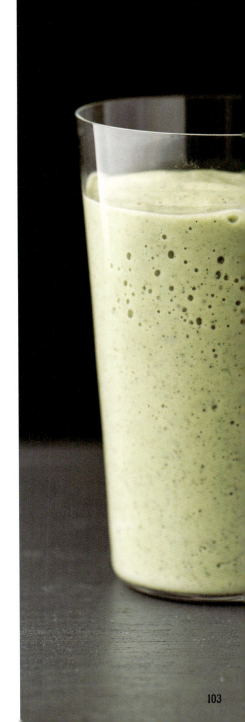

Dressings & Salads

サラダをもっとヘルシーにする
簡単ドレッシング**10** & サラダ**3**

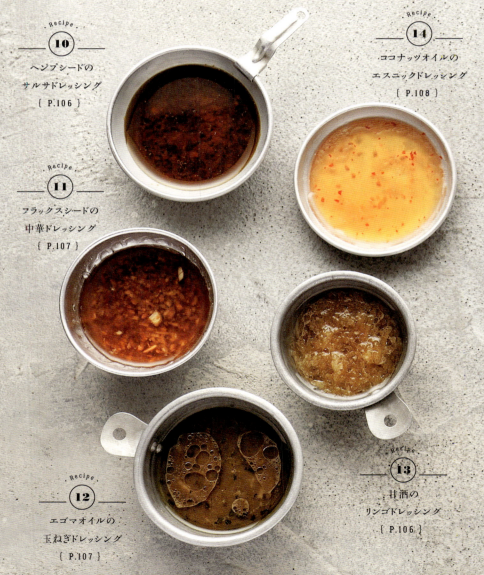

Recipe **10**
ヘンプシードの
サルサドレッシング
{ P.106 }

Recipe **14**
ココナッツオイルの
エスニックドレッシング
{ P.108 }

Recipe **11**
フラックスシードの
中華ドレッシング
{ P.107 }

Recipe **12**
エゴマオイルの
玉ねぎドレッシング
{ P.107 }

Recipe **13**
甘酒の
リンゴドレッシング
{ P.106 }

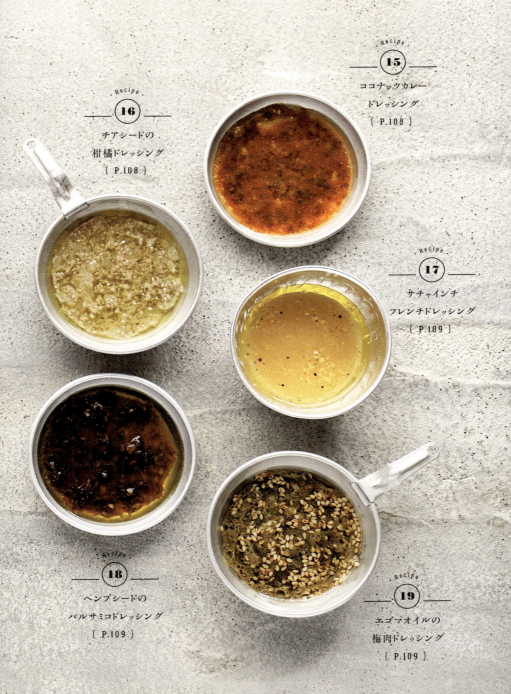

Recipe 10 — dressing

`ダイエット補助` `生活習慣病予防` `美肌・美白` `アンチエイジング`

ヘンプシードの サルサドレッシング

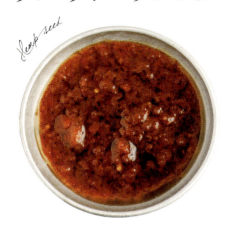

材料・作りやすい分量

ヘンプシード(オイル)	大さじ4
プチトマト	3個
玉ねぎ(すりおろし)	1/8個分(25g)
にんにく(すりおろし)	1/2片分
ケチャップ	大さじ2
タバスコ	小さじ2
チリパウダー	小さじ1/2
レモン汁	小さじ1

作り方

1 ヘンプシードオイル以外の材料をミキサーに入れ、なめらかになるまで撹拌する。

2 ボウルに 1 とヘンプシードオイルを入れ、スプーンで混ぜ合わせる。

Recipe 11 — dressing

`アンチエイジング` `ダイエット補助` `ホルモンバランスを整える` `美肌・美白` `便秘解消` `冷え性予防`

フラックスシードの 中華ドレッシング

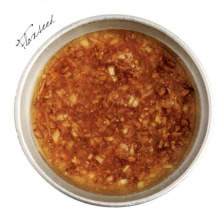

材料・作りやすい分量

フラックスシード(アマニ)	大さじ1
白ねぎ	4cm
しょうが(すりおろし)	1片分
にんにく(すりおろし)	1/2片分
純正ごま油	大さじ4
酢	大さじ2
しょうゆ	大さじ1
塩	小さじ1/2

作り方

1 白ねぎはみじん切りにする。

2 ボウルにすべての材料を入れ、スプーンなどで混ぜ合わせる。

Recipe 12 — dressing

`アンチエイジング` `認知症予防` `ダイエット補助` `アレルギー緩和`

エゴマオイルの玉ねぎドレッシング

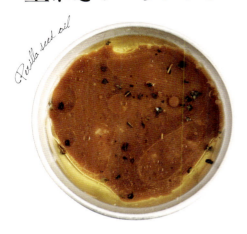

材料・作りやすい分量
エゴマオイル ……………… 大さじ4
玉ねぎ(すりおろし)… 1/4個分(50g)
リンゴ …………………… 1/6個(50g)
レモン汁 ………………………… 大さじ1
にんにく ………………………………… 1片
ポン酢しょうゆ …………………… 大さじ2

作り方
1 すりおろした玉ねぎを耐熱容器に入れ、ラップをして500Wの電子レンジで40秒加熱する。レンジから取り出し、ラップをしたままよく冷ます。
2 リンゴは皮をむいて種を取り、すりおろしてレモン汁を加えてスプーンなどでよく混ぜる。
3 2をボウルに入れて1を加え、にんにく、ポン酢しょうゆ、エゴマオイルを加えてよく混ぜ合わせる。

Recipe 13 — dressing

`生活習慣病予防` `疲労回復` `冷え性予防`

甘酒のリンゴドレッシング

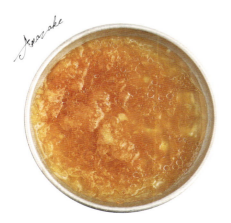

材料・作りやすい分量
甘酒(米麹で作った純粋甘酒)…… 大さじ4
バルサミコ酢 …………………… 大さじ2
塩・こしょう …………………………… 各少々
オリーブオイル ………………… 大さじ1
リンゴ(すりおろし) …………… 大さじ1

作り方
1 ボウルに甘酒、バルサミコ酢、塩・こしょうを入れてスプーンなどで混ぜる。
2 オリーブオイルを加えて混ぜ合わせる。リンゴを加えて、さらに混ぜ合わせる。

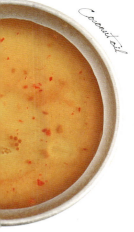

Recipe 14 — dressing

[ダイエット補助] [生活習慣病予防] [認知症予防]
[便秘解消] [美肌・美白]

ココナッツオイルのエスニックドレッシング

材料・作りやすい分量

ココナッツオイル………… 大さじ2
りんご酢…………………… 大さじ3
ライム汁…………………… 大さじ2
スイートチリソース(市販)… 大さじ1
ナンプラー………………… 大さじ1
砂糖………………………… 小さじ2

作り方

1 ココナッツオイルは常温で液状にしておく。

2 ボウルにすべての材料を入れ、スプーンなどでよく混ぜ合わせる。

Recipe 15 — dressing

[美肌・美白] [ダイエット補助] [認知症予防]
[食欲不振改善] [生活習慣病予防]

ココナッツカレードレッシング

材料・作りやすい分量

ココナッツオイル………… 大さじ2
カレー粉…………………… 小さじ1
砂糖………………………… 小さじ2
酢…………………………… 小さじ2
塩…………………………… 少々
ハチミツ…………………… 小さじ1
マスタード(粒)…………… 適量

作り方

1 ココナッツオイルは常温で液状にしておく。

2 ボウルにすべての材料を入れ、スプーンなどでよく混ぜ合わせる。

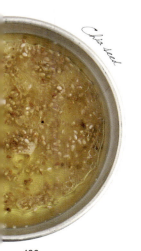

Recipe 16 — dressing

[美肌・美白] [生活習慣病予防]
[便秘解消] [ダイエット補助]

チアシードの柑橘ドレッシング

材料・作りやすい分量

チアシード………………… 小さじ2
グレープフルーツ………… 1/2個
オリーブオイル…………… 大さじ3
白ワインビネガー………… 大さじ3
砂糖………………………… 小さじ1
塩…………………………… 少々
粗挽き黒こしょう………… 少々

作り方

1 チアシードはP.154を参考にして膨らませておく(1/2カップくらいまで膨らむ)。グレープフルーツの薄皮と種を取り除き、身をほぐしておく。

2 ボウルにすべての材料を入れ、スプーンなどで混ぜ合わせる。

Recipe 17 dressing

[ダイエット補助] [生活習慣病予防]

サチャインチフレンチドレッシング

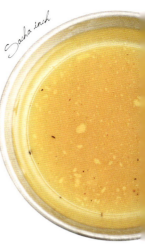

材料・作りやすい分量

サチャインチ(オイル)……大さじ4	マスタード(粒またはディジョン)
白ワインビネガー………大さじ3	……………………………小さじ1
砂糖……………………小さじ2	塩……………………………少々
	粗挽き黒こしょう……………少々

作り方

1 ボウルにすべての材料を入れ、スプーンなどでよく混ぜ合わせる。

Recipe 18 dressing

[ダイエット補助] [生活習慣病予防] [美肌・美白] [便秘解消]

ヘンプシードのバルサミコドレッシング

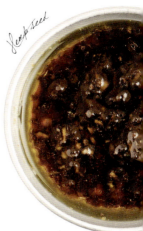

材料・作りやすい分量

ヘンプシード(オイル)……大さじ4	にんにく(すりおろし)……1/2片分
バルサミコ酢………大さじ1と1/2	砂糖……………………………小さじ1
しょうゆ………………小さじ2	塩……………………………少々
玉ねぎ(すりおろし)‥1/8個分(25g)	粗挽き黒こしょう……………少々

作り方

1 ボウルにすべての材料を入れ、スプーンなどでよく混ぜ合わせる。

Recipe 19 dressing

[ダイエット補助] [美肌・美白] [生活習慣病予防] [アンチエイジング]

エゴマオイルの梅肉ドレッシング

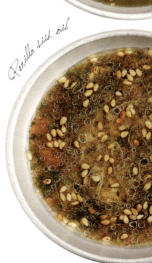

材料・作りやすい分量

エゴマオイル……………大さじ2	めんつゆ(3倍濃縮還元)…大さじ1
梅干し………………………1粒	酢……………………………大さじ2
大葉…………………………6枚	水……………………………大さじ2
いりごま(白)……………小さじ2	

作り方

1 梅干しは種を取り、みじん切りにする。大葉もみじん切りにする。

2 ボウルにすべての材料を入れ、スプーンなどで混ぜ合わせる。

Recipe 20 | salad

生活習慣病予防　便秘解消
ダイエット補助　むくみ改善

ひよこ豆とレッドキドニーの
アボカドサラダ

スパイシーなサルサドレッシングとの
W効果でデトックスサラダに

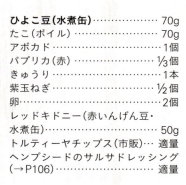

ひよこ豆(水煮缶)……………… 70g
たこ(ボイル)……………………… 70g
アボカド……………………………… 1個
パプリカ(赤)…………………… 1/3個
きゅうり……………………………… 1本
紫玉ねぎ………………………… 1/2個
卵……………………………………… 2個
レッドキドニー(赤いんげん豆・
水煮缶)……………………………… 50g
トルティーヤチップス(市販)… 適量
ヘンプシードのサルサドレッシング
(→P106)…………………………… 適量

1 たこは1cm幅に切る。アボカドは皮をむいて種を取り、パプリカも種を取ってそれぞれ1cm角に切る。きゅうりも1cm角に切る。

2 紫玉ねぎは皮をむいて5mm幅の粗みじん切りにする。

3 鍋に湯を沸かし、沸騰した湯の中に常温に戻した卵を入れて9〜10分茹でる。茹でたら氷水にさらして冷やし、殻をむいて1/8に切る。

4 1、2、3をレッドキドニー、トルティーヤチップスとともに器に並べるように盛り付け、ヘンプシードのサルサドレッシングをかける。

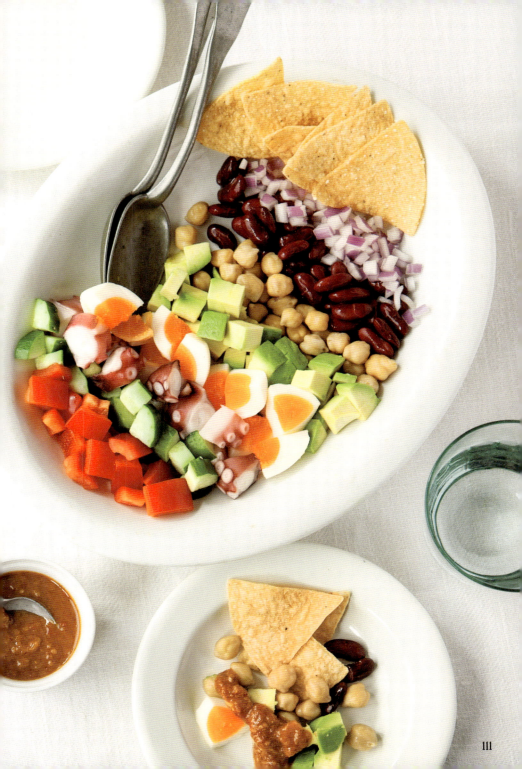

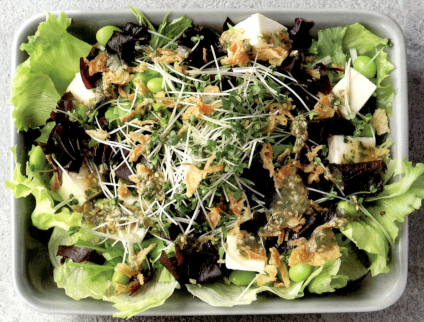
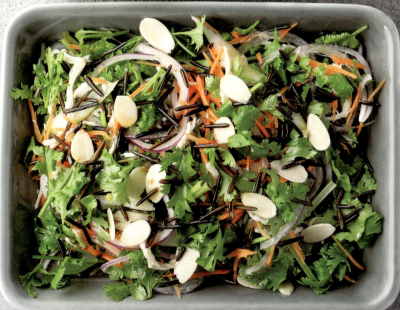

Recipe 21

[生活習慣病予防] [便秘解消]

ブロッコリースーパースプラウトとダルスの豆腐サラダ

シャキシャキとした食感がおいしいヘルシーサラダ

材料・2人分

- ブロッコリースーパースプラウト ……………… 1パック
- **ダルス(乾燥)** ………… 10g
- 豆腐(絹) …………… 1/2丁
- レタス ………………… 4枚
- 水菜 …………………… 1株
- むき枝豆 …………… 40g
- オニオンチップ(市販) …… 適量
- エゴマオイルの梅肉ドレッシング(→P109) ………… 適量

作り方

1. ブロッコリースーパースプラウトは食べやすい幅に切る。ダルスはP.155を参考にして水(分量外)に浸けて戻し、食べやすい大きさに切る。
2. 豆腐は2cm角に切り、レタスは食べやすい大きさに手でちぎる。水菜は2cm幅に切る。
3. 器に1と2、枝豆を盛りオニオンチップをふりかけて、エゴマオイルの梅肉ドレッシングをかける。

Recipe 22

[美肌・美白] [貧血予防] [アンチエイジング] [ダイエット補助]

ワイルドライスのパクチーサラダ

ワイルドライスの歯ごたえがサラダのアクセントに

材料・2人分

- **ワイルドライス** ……… 大さじ2
  (事前に茹でる、または炊いたものだと2/3カップ程度)
- 蒸し鶏※ ……… 鶏ささみ1本分
- パクチー ……………… 4株
- にんじん ……………… 1/2本
- セロリ ………………… 1/2本
- 紫玉ねぎ ……………… 1/4個
- アーモンドスライス(市販) ………………………… 適量
- ココナッツオイルのエスニックドレッシング(→P108) ………………………… 適量

作り方

※蒸し鶏
鍋に水200ml、酒大さじ4、塩小さじ1/4、鶏ささみ1本(100g)を入れて火にかけ、沸騰したら弱火で3分ほど温めて火を止めてフタをする。鍋のまま人肌まで冷まし、ささみを皿にあげて水けを切り、細かく手でさく。

1. ワイルドライスはP.155を参考にして茹でるか炊いておく。
2. パクチーは2cm幅に切る。にんじんは皮をむいて千切りにし、セロリは薄切りにする。紫たまねぎは皮をむいて薄切りにして5分ほど水にさらし水けをきる。
3. ボウルに1と2、蒸し鶏を入れて混ぜ合わせて器に盛る。アーモンドスライスをちらし、ココナッツオイルのエスニックドレッシングをかける。

肉&魚料理もグレードアップする
メインディッシュ&ミール23

Main Dishs & Meals

Recipe **23** main dish

美肌・美白　便秘解消　ホルモンバランスを整える

牛肉とトマトとフラックスシード(アマニ)のバルサミコ炒め

やわらかな牛肉と甘みが増したトマト、
バルサミコ酢の酸味がやみつきになる逸品

フラックスシード(アマニ)
………………… 大さじ1
マッシュルーム………… 6個
A ┌ バルサミコ酢…… 大さじ2
　├ しょうゆ ……… 大さじ1
　└ ハチミツ ……… 小さじ2
オリーブオイル……… 小さじ2
牛もも肉(薄切り)……… 200g
プチトマト ……………… 8個
ローズマリー …………… 1枝
塩…………………………… 少々
粗挽き黒こしょう……… 少々

1　マッシュルームは縦に1/2に切る。ボウルにAを入れて混ぜ合わせておく。

2　フライパンにオリーブオイルをひき、牛肉、プチトマト、マッシュルーム、ローズマリーを入れて中火で炒める。

3　牛肉に半分ほど火が通ったらAを入れ、水分がなくなるまで炒める。フラックスシード(アマニ)を加え、塩と黒こしょうで味を調える。

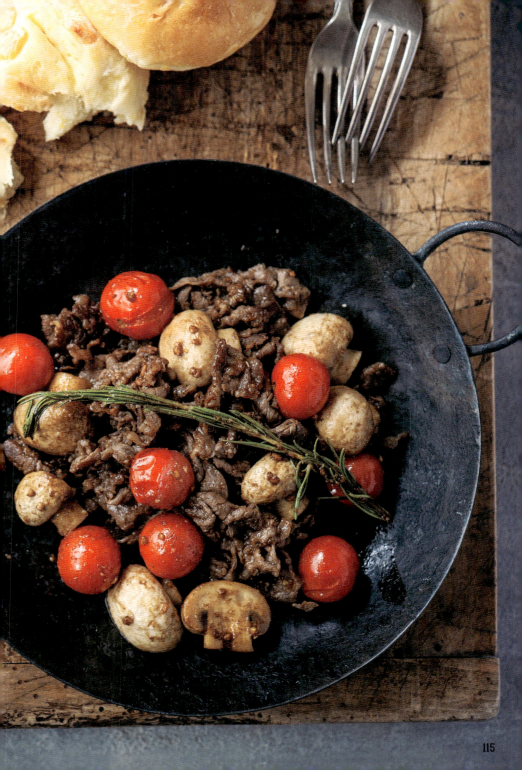

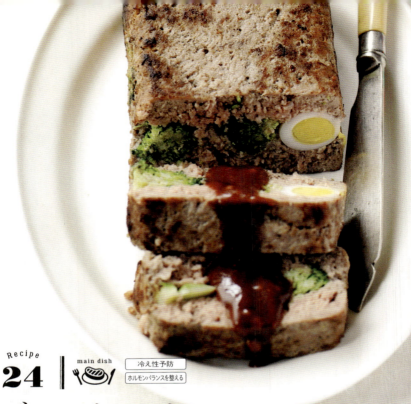

Recipe 24

main dish / 冷え性予防 / ホルモンバランスを整える

ブロッコリーミートローフ マカソースがけ

マカの香ばしいソースでいつものおもてなし料理にひと工夫

材料・2人分

（縦16×横8.6×高さ4.5cmの パウンドケーキ型1台分）
- **マカ（パウダー）**……小さじ1
- 高野豆腐……2〜3個（30g）
- 牛乳……100ml
- うずらの卵……6個
- ブロッコリー……1/5株（小房部分）
- 合挽き肉……300g
- 塩・こしょう……各少々
- 溶き卵……大さじ1
- ウスターソース……大さじ2
- ケチャップ……大さじ2
- 赤ワイン……大さじ4

作り方

1. 高野豆腐を乾燥の状態のまますりおろして細かくし、ボウルに入れて牛乳に浸す。鍋に湯を沸かしてうずらの卵と小房に分けたブロッコリーを茹でる。うずらの卵は殻をむく。オーブンを210℃に予熱しておく。

2. 別のボウルに挽き肉、塩・こしょうを入れて混ぜ合わせ、粘りけが出てきたら溶き卵、**1**の高野豆腐の順に加える。

3. クッキングシートを敷いた型の底に**2**を1/3ほど入れ、**1**のブロッコリー、うずらの卵を並べて残りの**2**を入れる。オーブンで20〜25分ほど焼き、粗熱が取れたら型から外して適当な大きさに切り、皿に盛る。

4. マカソースを作る。フライパンでウスターソース、ケチャップ、赤ワイン（あれば肉汁）を混ぜながら加熱し、火を止めてマカパウダーを加えて混ぜ合わせる。**3**にかける。

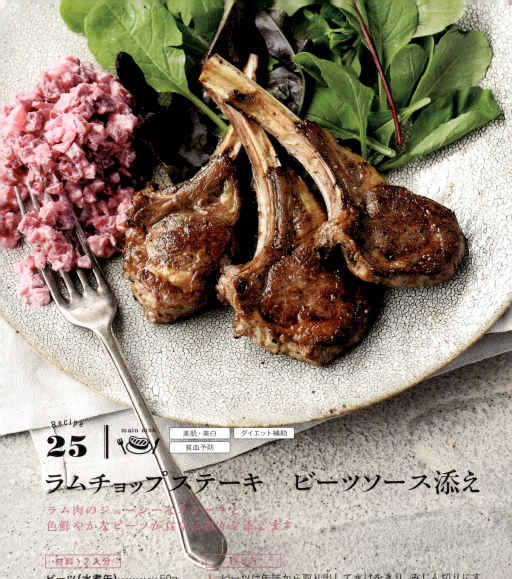

Recipe 25 | main dish | 美肌・美白 | ダイエット補助 | 貧血予防

ラムチョップステーキ ビーツソース添え

ラム肉のジューシーなステーキと
色鮮やかなビーツが食卓に彩りを添えます

材料：2人分

- ビーツ(水煮缶)……………50g
- 玉ねぎ……………1/10個(20g)
- サワークリーム……………20g
- 塩……………適量
- 粗挽き黒こしょう……………適量
- ラムチョップ……………3本
- 白ワイン……………大さじ1
- ベビーリーフ(飾り用)
  ……………適量

作り方

1. ビーツは缶詰から取り出して水けをきり、みじん切りにする。玉ねぎは皮をむいてみじん切りにし、水に5分ほどさらしてキッチンペーパーで水けをきる。

2. ビーツソースを作る。ボウルに1とサワークリームを入れて和え、塩と黒こしょうで味を調える。

3. ラムチョップの両面に塩・こしょう(各少々・分量外)をし、フライパンで片面ずつ焼き目がつくまで中火で焼く。トングなどでひっくり返しながらすべての面をしっかりと焼いて、最後の面を焼くときに白ワインを入れて蓋をし、蒸し焼きにする。焼けたら皿に盛って2と飾り用のベビーリーフを添える。

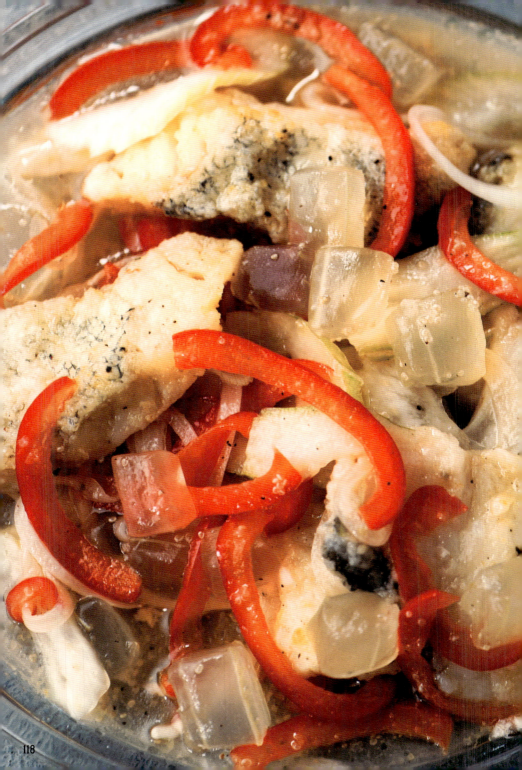

Recipe 26 | main dish | 生活習慣病予防 | 美肌・美白 | 便秘解消 | 免疫力向上

アロエベラとアマランサスの揚げタラマリネ

ふんわりとやわらかなタラとぷにぷに食感のアロエベラがたまらない一品

材料・2人分

アロエベラ	80g
アマランサス	小さじ1
(事前に茹でたものだと小さじ2程度)	
タラ(切り身)	2切れ
玉ねぎ	1/4個
パプリカ(赤)	1/3個
セロリ	1/2本
片栗粉	適量
揚げ油	適量
A　オリーブオイル	50ml
白ワインビネガー	大さじ4
ナンプラー	大さじ1
塩	少々
粗挽き黒こしょう	少々

作り方

1　アマランサスはP.154を参考にして茹でておく。タラは塩(少々・分量外)をふりかけて10分ほど置き、キッチンペーパーで水けを取って3cm幅に切り、さらに塩・こしょう(各少々・分量外)を両面に振りかける。

2　アロエベラは皮をむき、1cm角に切る。玉ねぎは皮をむき、パプリカは種を取ってそれぞれ薄切りにする。セロリは斜め薄切りにする。

3　1のタラ全体に片栗粉をまぶし、180℃の揚げ油で2〜3分ほど揚げる。

4　バットに、混ぜ合わせておいたA、1のアマランサス、2、3を入れて混ぜ合わせ、タラの粗熱が取れたらラップをして冷蔵庫で1時間ほど冷やす。

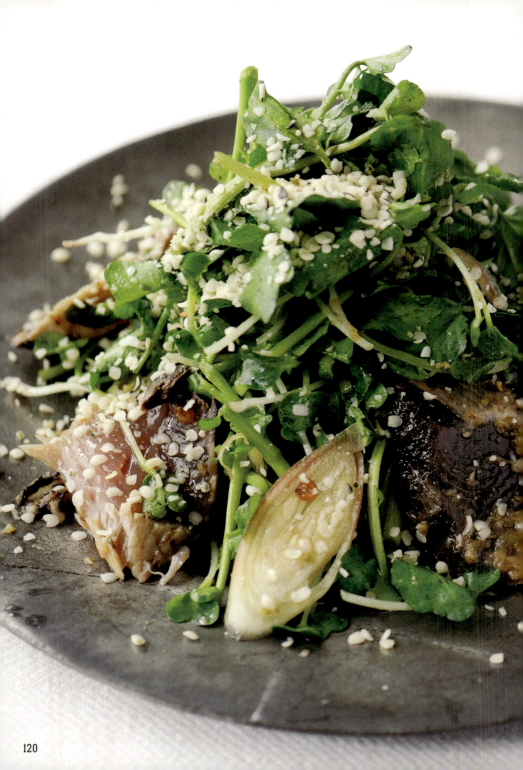

Recipe 27 — main dish

ダイエット補助 / 便秘解消 / 生活習慣病予防 / 美肌・美白

ヘンプシードと鰹のたたき ゆずこしょう和え

野菜の香りを楽しみながら、
ヘンプシードをふりかけてより健康的に

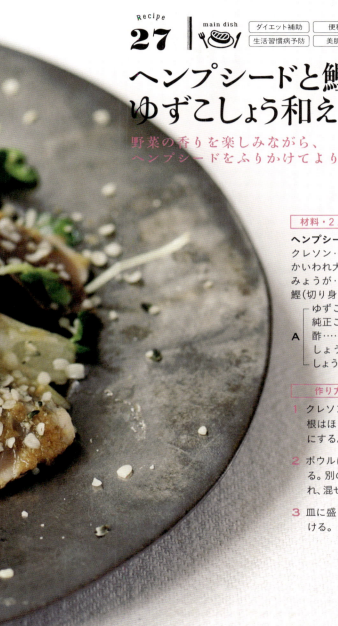

材料・2人分

ヘンプシード(ドライ)‥大さじ1
クレソン ……………………… 3束
かいわれ大根 ………… 1パック
みょうが ……………………… 2個
鰹(切り身・刺身用) ……… 8切れ
A ┌ ゆずこしょう …… 小さじ½
　├ 純正ごま油 ………… 大さじ3
　├ 酢 ……………………… 大さじ1
　├ しょうゆ ………… 大さじ1
　└ しょうが(すりおろし)…1片分

作り方

1 クレソンは2cm幅に切る。かいわれ大根はほぐす。みょうがは斜めに薄切りにする。

2 ボウルに**A**をすべて入れ、混ぜ合わせる。別のボウルに**1**、鰹の切り身を入れ、混ぜ合わせたら**A**を加えて和える。

3 皿に盛り付け、ヘンプシードをふりかける。

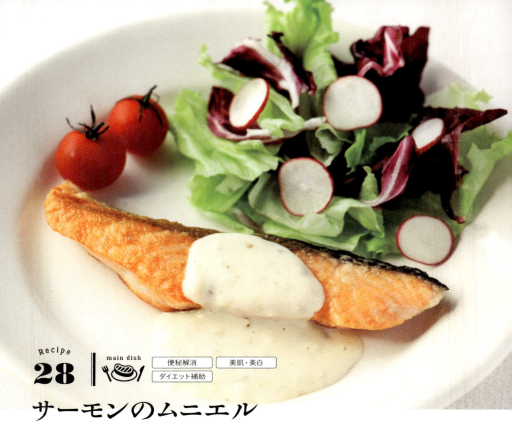

Recipe 28 main dish

便秘解消 / 美肌・美白 / ダイエット補助

サーモンのムニエル タイガーナッツソースがけ

タイガーナッツを入れることで
歯ごたえのあるおいしいソースに

材料・2人分

タイガーナッツ……………10g
サーモン（切り身・焼き用）
　………………………2切れ
サラダ油……………小さじ2
小麦粉………………大さじ2
牛乳……………………200ml
バター（有塩）…………20g
コンソメ（固形）………1/4個
お好みの野菜（飾り用）…適量

作り方

1. サーモンの両面に塩（少々・分量外）をまぶしてなじませ、小麦粉（小さじ2・分量外）を両面にまぶす。フライパンにサラダ油をひき、サーモンを中火で両面焼く。タイガーナッツとコンソメはめん棒などで細かく砕く。

2. ボウルに小麦粉と牛乳を入れ、スプーンなどでよく混ぜ合わせる。

3. 別のフライパンにバターを入れて溶かし、弱火の状態で2をゆっくりと流し入れて木べらでしっかりと混ぜ合わせる。もったりとしてきたら、1のタイガーナッツとコンソメを加えてさらに混ぜ合わせる。

4. 皿に1のサーモンを盛り付け、3のソースをかける。飾り用の葉野菜などと一緒にいただく。

Recipe 29 | main dish
ダイエット補助 / むくみ改善

ブロッコリースーパースプラウトの生春巻き

ブロッコリースーパースプラウトのしゃきしゃき食感が美味。
スイートチリソースをかけて召し上がれ

材料・2人分
- ブロッコリースーパースプラウト ………… 1/2パック(25g)
- ライスペーパー ………… 2枚
- サーモン(刺身用) ………… 6枚
- プチトマト ………… 3個
- アボカド ………… 1/4個
- スイートチリソース(市販) …… 適量
- パクチー(飾り用) ………… 適量

作り方
1. ライスペーパーは水にさっとくぐらせ、皿の上に広げておく。アボカドは皮をむき種を取って薄切りにし、プチトマトは半分に切る。
2. ライスペーパーがやわらかくなったら、手前5cmからサーモン、プチトマト、アボカドの順にのせていく。
3. 2の上にブロッコリースーパースプラウトをのせ、両端を内側に折りたたんで巻き上げる。パクチーを添える。スイートチリソースをつけていただく。

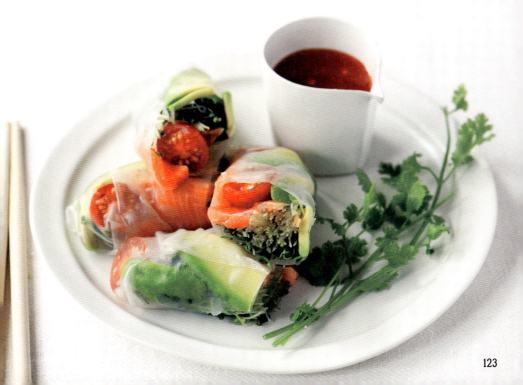

Recipe 30 | main dish | 美肌・美白 / 生活習慣病予防

ブラッククミンシードとなすの
ココナッツグリーンカレー炒め

スパイシーなクミンとグリーンカレーで本場の味に

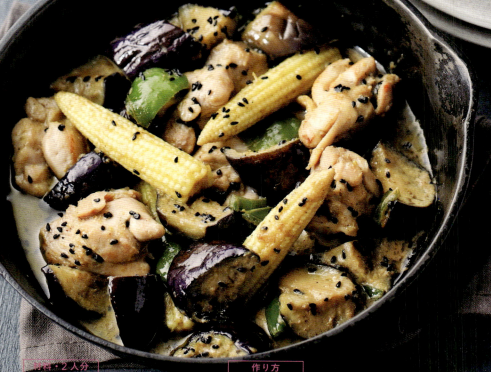

材料・2人分

ブラッククミンシード(ホール)	小さじ2
ココナッツオイル	大さじ1
味噌	小さじ1
鶏もも肉	1枚(200g)
なす	2本
ピーマン	1個
グリーンカレーペースト(市販)	小さじ2
ヤングコーン	4本
ココナッツミルク	100ml
しょうゆ	小さじ2
砂糖	小さじ1

作り方

1. 鶏肉は一口サイズに切る。なすと、種を取ったピーマンはそれぞれ乱切りにする。

2. フライパンにココナッツオイルを入れて弱火で熱し、グリーンカレーペーストを加えて炒める。香りがたってきたら、鶏肉、なす、ピーマン、ヤングコーンを入れて焼き目がつくまで炒める。

3. ココナッツミルク、しょうゆ、味噌を溶かし入れてブラッククミンシードと砂糖を加える。グリーンカレーペーストが溶けて、具材に火が通るまで中火で炒め煮にする。

Recipe **31** | main dish | アンチエイジング | 貧血予防 | 生活習慣病予防 | 便秘解消

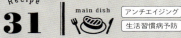

フリーカのスタッフドトマト

しっかりと味付けした
フリーカ入りのひき肉がポイント

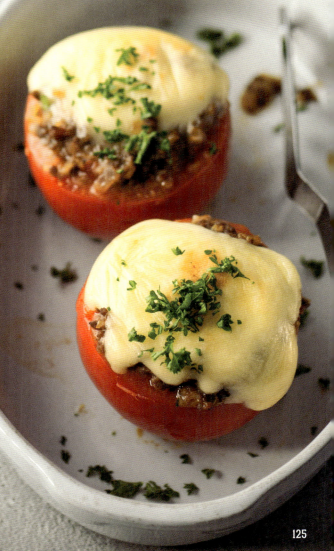

材料・2人分

フリーカ	16g
味噌	大さじ1と½
トマト	中2個
オリーブオイル	小さじ2
にんにく(みじん切り)	1片分
牛挽き肉	60g
玉ねぎ(すりおろし)	½個分
レンズ豆(水煮缶)	10g
粗挽き黒こしょう	少々
スライスチーズ	2枚
生パセリ	適量

作り方

1 トマトは上¼を切り、中身をスプーンなどでくり抜いて、器を作る。くり抜いた中身もとっておく。

2 フライパンにオリーブオイルをひいて熱し、にんにくとひき肉を炒める。挽き肉がほぐれてきたら玉ねぎ、1でくり抜いたトマトの中身、フリーカ、レンズ豆を加えて炒める。トマトをつぶしながら水っぽくなくなるまで炒め、味噌と黒こしょうで味を調える。

3 1で作っておいたトマトの器に2を詰め、上にスライスチーズをのせてオーブントースターで2～3分焼く。焼けたらみじん切りにしたパセリをふりかける。

Recipe 32

main dish ｜ ダイエット補助

テフ入り和風ミネストローネ

野菜のみの旨味で作る、体に優しいヘルシー和風スープ

材料・2人分

テフ	大さじ2
味噌	大さじ1〜2
玉ねぎ	1玉
にんじん	1/2本
セロリ	1/2本
にんにく	2片
パプリカ(赤)	1/2個
ごぼう	1/2本
水	600ml
昆布(乾燥・5cm角サイズ)	2枚
オリーブオイル	大さじ1
トマト缶(カットタイプ)	1缶(400ml)
しょうゆ	小さじ2
塩	少々
セロリの葉(飾り用)	適量

作り方

1 玉ねぎ、にんじん、セロリ、にんにくはそれぞれみじん切りにする。

2 パプリカは1cm角に切る。ごぼうは横半分に切り、斜め薄切りにして水にさらす。

3 鍋に水と昆布を入れて30分ほど浸し、火にかけて沸騰直前で昆布を取り出す。別の鍋にオリーブオイルをひき、にんにくを弱火で炒める。香りがたってきたら残りの **1** を入れてしんなりするまで炒め、**2** を加えて5分ほど炒める。**3** の昆布だし、カットトマト、テフを加えて10分ほど弱火で煮込む。

4 味噌を溶き入れて、味をみながら塩で味を調える。器に盛り、2cm幅に切ったセロリの葉をのせる。

Recipe 33

main dish ｜ 美肌・美白 ｜ アンチエイジング ｜ 疲労回復 ｜ 冷え性予防

ゴジベリー(クコの実)の肉だんごスープ

食べごたえのある肉だんごスープで、体の芯からぽかぽかに

材料・2人分

ゴジベリー(ドライ)	5〜6粒
小松菜	2茎
しょうが	1片
春雨	30g
A 豚ひき肉	150g
しいたけ	2枚
片栗粉	小さじ1
鶏がらスープ(顆粒)	大さじ1/2
塩・こしょう	各少々
水	400ml
もやし	50g
B 鶏がらスープ(顆粒)	大さじ1
しょうゆ	大さじ1/2
塩・こしょう	各少々
いりごま(白)	適量

作り方

1 小松菜は3cm幅に切る。しょうがは千切りにし、しいたけはみじん切りにする。春雨は表示時間通りに茹で、食べやすい長さに切る。

2 ボウルにしいたけと残りの**A**の食材を入れてよく混ぜ合わせ、1口大に丸めて肉だんごを作る。

3 鍋に水を入れ、沸騰したら**2**を入れて火を通す。もやし、小松菜、しょうがを加えて一煮立ちさせる。春雨と**B**を加えてさらに一煮立ちさせ、塩・こしょうで味を調える。

4 器に盛り、ゴジベリー(クコの実)とごまを散らす。

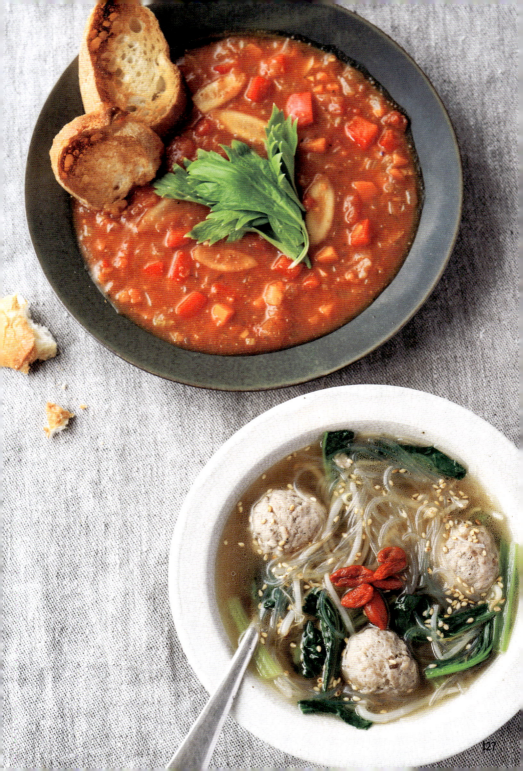

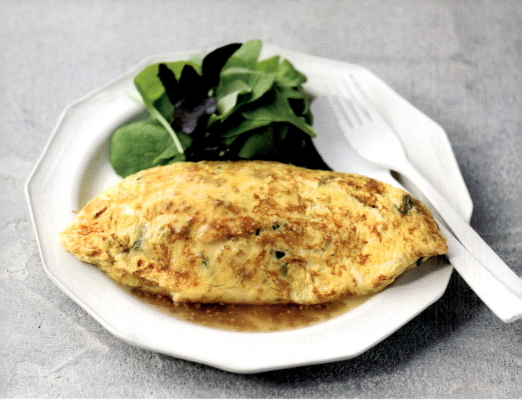

Recipe 34 | main dish | 便秘解消 | 生活習慣病予防 | ダイエット補助 | 美肌・美白

チアシードの甘酢あんかけオムレツ

チアシードのプチプチ食感も楽しい、甘酢あんをかけた甘めの和風オムレツ

材料・2人分

A
- チアシード……小さじ1/2
  （事前に膨らませたものだと大さじ1〜2程度）
- だし汁……50ml
- 塩……少々
- しょうゆ……小さじ1
- みりん……小さじ1
- 酢……小さじ1/3

B
- 砂糖……小さじ2
- 塩……少々
- だし汁……50ml
- 大葉……3枚

- 卵……4個
- サラダ油……小さじ1
- 水……大さじ2
- 片栗粉……大さじ1
- ベビーリーフなど(飾り用)……適量

作り方

1 チアシードはP.154を参考にして膨らませておく。ボウルにBと卵を入れて混ぜ合わせ、フライパンにサラダ油をひき流し入れてオムレツを作る。

2 鍋にAを入れて火にかけ、沸騰したら水で溶いた片栗粉を加えて弱火でふつふつしないように気をつけながら甘酢あんを作る。

3 ベビーリーフなどと一緒に1を皿に盛り、2をかける。

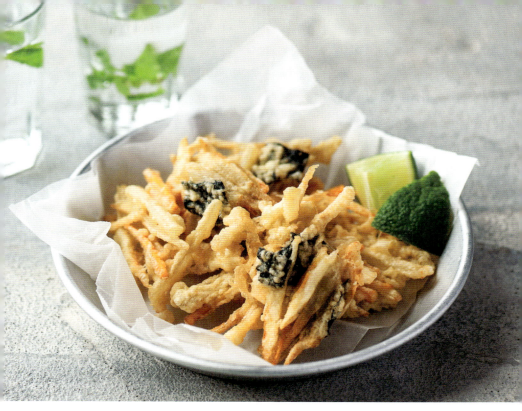

Recipe 35

main dish | アンチエイジング | 便秘解消

ヤーコンのフリット

シャキシャキ食感のヤーコンは、食べやすくフリットに

材料・2人分

- ヤーコン……………………200g
- ごぼう………………………1/2本
- にんじん……………………1/2本
- のり…………………………1枚
- A ┌ 溶き卵……………………大さじ3
  └ 薄力粉……………………120g
- 水……………………………180ml
- 揚げ油………………………適量
- ライム………………………1/8カット2つ

作り方

1. ヤーコン、ごぼう、にんじんは皮をむき、3～4cm長さの千切りにする。のりは食べやすい大きさに手でちぎる。これらをボウルに入れ、薄力粉(大さじ2・分量外)をまぶして全体を合わせる。

2. 別のボウルに **A** と水を少しずつ合わせて入れ、粉っぽさがなくなるまで混ぜる。**1** を加え、全体がからむようにざっくりと混ぜる。

3. 170℃に熱した揚げ油で、4等分にした **2** をひとつずつ入れて2～3分ほど揚げる。油をきって皿に盛り、ライムを添える。

Recipe 36 | main meal | 貧血予防 / ホルモンバランスを整える

アマランサスとあさりの
バターしょうゆパスタ

バターとしょうゆの濃厚な味わいと
アマランサスのつぶつぶ食感が絶品

材料・2人分

アマランサス……… 大さじ2
（事前に茹でたものだと大さじ3〜4程度）
あさり ……………… 200g
しめじ ……… 1パック（100g）
大葉 ………………… 6枚
水菜 ………………… 1株
スパゲッティ ………… 160g
オリーブオイル ……… 小さじ2
にんにく …………… 1片
A ┌ しょうゆ … 大さじ1と1/2
　├ みりん ………… 大さじ2
　└ バター（無塩）……… 20g

作り方

1 アマランサスはP.154を参考にして茹でておく。バッドにあさりを重ならないように並べ、3%の塩水（分量外）をそそぐ。キッチンペーパーをかぶせて、暗い場所に1〜2時間置いて砂抜きをする。しめじは石づきを切り落として小房に分ける。大葉は千切りにし、水菜はざく切りにする。にんにくは皮をむいてスライスする。

2 鍋に2リットルほどの湯を沸かし、塩（大さじ1・分量外）を入れてスパゲッティを茹でる。表示の茹で時間より1分ほど早くざるにあげる。茹で汁は残しておく。

3 フライパンにオリーブオイルとにんにくを入れて弱火で炒め、香りがたってきたらあさりとしめじを入れて炒める。1のアマランサス、2の茹で汁をお玉1杯分入れてふたをし、あさりの口が開いたらスパゲッティを入れてAで味を調える。

4 器に盛り、大葉と水菜を添える。

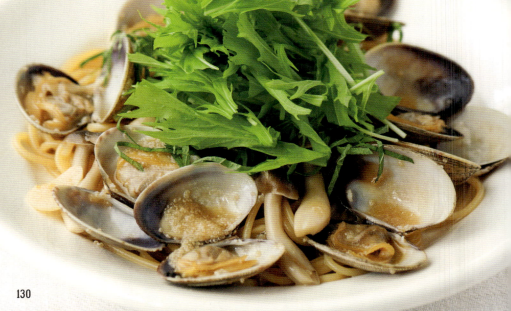

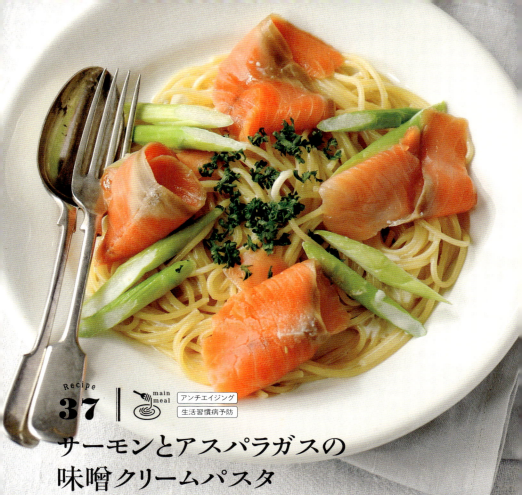

Recipe 37 | main meal | アンチエイジング / 生活習慣病予防

サーモンとアスパラガスの味噌クリームパスタ

サーモンの塩けが効いた、味噌の和風クリームパスタ

材料・2人分

味噌	大さじ½
アスパラガス	4本
生パセリ	少々
バター（無塩）	20g
生クリーム	50ml
牛乳	50ml
スパゲッティ	160g
塩	少々
粗挽き黒こしょう	少々
スモークサーモン	8切れ（150g）

作り方

1. 鍋に1リットルほどの湯を沸かし、塩（小さじ2・分量外）を入れてアスパラガスを2分ほど茹でる。水けをきって3cm幅の斜め切りにする。パセリはみじん切りにする。

2. フライパンにバターをひき、1のアスパラガス、生クリーム、牛乳を加えて一煮立ちさせて味噌を加える。

3. 別の鍋に2リットルほどの湯を沸かし、塩（大さじ1・分量外）を入れてスパゲッティを茹でる。表示の茹で時間より1分ほど早くざるにあげる。

4. 2に3を加えてソースとよく絡め、塩と黒こしょうで味を調える。皿に盛り付け、サーモンをひと巻きしてのせる。パセリを添える。

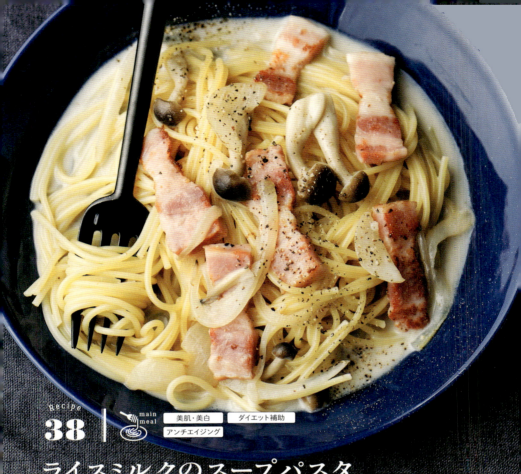

Recipe 38 | main meal | 美肌・美白 | ダイエット補助 | アンチエイジング

ライスミルクのスープパスタ

ライスミルクそのものの風味を感じる、
素材の味が引き立つやさしい味

材料：2人分

ライスミルク	300ml
玉ねぎ	1/4個
しめじ	1/3パック(30g)
ベーコン(厚切り)	30g
オリーブオイル	大さじ1
スパゲッティ	160g
塩	少々
粗挽き黒こしょう	少々

作り方

1 玉ねぎは皮をむいて薄切りにする。しめじは石づきを切り落として小房に分ける。ベーコンは厚めの短冊切りにする。

2 フライパンにオリーブオイルをひき、ベーコンを入れて焼き目がつくまで焼く。ベーコンに火が通ってきたら、玉ねぎ、しめじの順に加えて中火で炒める。

3 鍋に2リットルほどの湯を沸かし、塩(大さじ1・分量外)を入れてスパゲッティを茹でる。表示の茹で時間より1分ほど早くざるにあげる。

4 2に3を加えてライスミルクを入れ、火にかけて温めながら塩と黒こしょうで味を調える。

Recipe 39

アンチエイジング / 生活習慣病予防

クルミのサラダうどん

クルミのカリカリ食感を効かせた、野菜たっぷりのブロッコリースーパースプラウトサラダうどん

材料・2人分

- クルミ(生) ……… 20g
- ブロッコリースーパースプラウト …… 少々
- レタス ……… 4枚
- プチトマト ……… 6個
- 紫玉ねぎ ……… 1/4個
- ベーコン(厚切り) ……… 2枚
- 卵 ……… 2個
- うどん(冷凍) ……… 2人分
- めんつゆ(ストレートタイプ) ……… 200ml

作り方

1. レタスは食べやすい大きさに手でちぎる。プチトマトはヘタを取って半分に切る。紫玉ねぎは皮をむき薄切りにして5分ほど水にさらし、水けをきる。ベーコンは5mm幅に切ってフライパンでカリカリになるまで炒める。

2. ポーチドエッグを作る。鍋に1リットルの湯を沸かし、酢(大さじ3・分量外)を加える。沸騰したらぐらぐらしない程度まで火を弱め、卵を静かに割り入れ、箸などで時計回りに円を書くようにして水流を作る。白身が白くなったらおたまなどで氷水に取って冷やす。

3. うどんを表示時間通りに茹で、氷水で冷やしてざるにあげる。うどん、レタス、プチトマト、紫玉ねぎを盛る。

4. 中央にポーチドエッグをのせ、ブロッコリースーパースプラウトと砕いたクルミをトッピングし、食べる直前にめんつゆをかける。

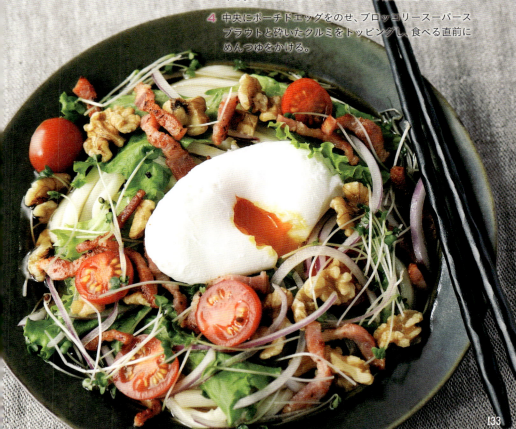

Recipe **40** | main meal | 美肌・美白 | ダイエット補助 | アンチエイジング

ダルスと豚しゃぶのバインミー

ベトナムの定番サンドイッチを
野菜もダルスもたっぷり摂れるようにアレンジ！

材料・2人分

ダルス（乾燥）	10g
豚ロース肉（しゃぶしゃぶ用）	100g
サニーレタス	3枚
パクチー	適量（お好みで）
にんじん	1/2本
りんご酢	大さじ2
バゲット（15cm幅）	2本
スイートチリソース（市販）	大さじ2
レモン	1/8カット1つ
A ┌ クリームチーズ	50g
└ ディル（葉）	1枝

作り方

1 豚肉は沸騰したお湯でさっと茹で、氷水で冷やしてざるにあげておく。ダルスはP.155を参考にして水に浸けて戻しておく。サニーレタスは食べやすい大きさに手でちぎる。パクチーはざく切りにする。

2 にんじんはヘタを取り、皮をむいて千切りにし、塩少々（分量外）でもみこんでりんご酢と混ぜ合わせておく。

3 縦に切れ目を入れたバゲットに、サニーレタス、豚肉、ダルスを挟んでパクチーを盛る。スイートチリソースを全体にかけ、レモンを添える。混ぜ合わせたAをつける。

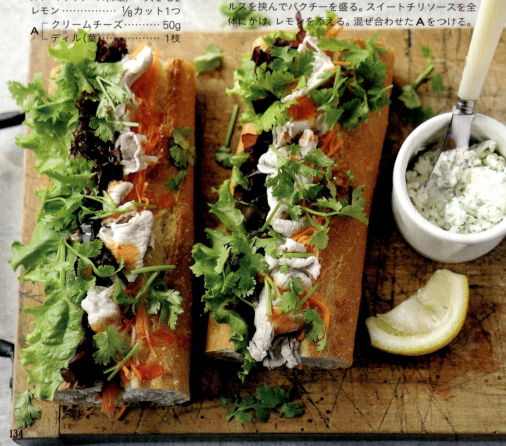

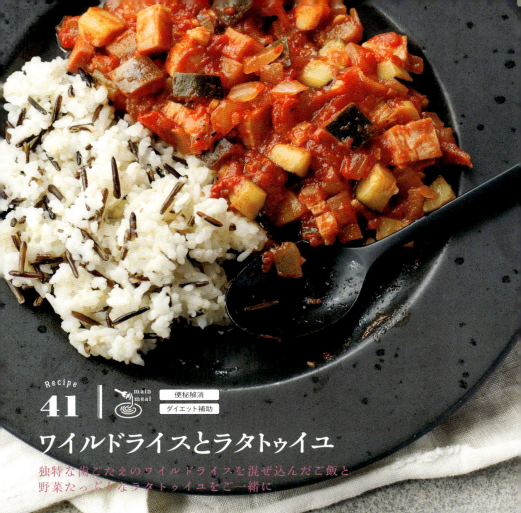

Recipe 41 — ワイルドライスとラタトゥイユ

main meal / 便秘解消 / ダイエット補助

独特な歯ごたえのワイルドライスを混ぜ込んだご飯と野菜たっぷりなラタトゥイユをご一緒に

材料・2人分

- ワイルドライス……大さじ4
  (事前に茹でる、または炊いたものだと1カップ程度)
- なす……1/2本
- ズッキーニ……1/2本
- 玉ねぎ……1/2個
- ベーコン(厚切り)……2枚
- オリーブオイル……小さじ2
- にんにく(みじん切り)……1片分
- トマト缶(カットタイプ)
  ……1/2缶(200g)
- コンソメ(固形)……1個
- ローリエ……1枚
- 塩・こしょう……各少々
- 温かいご飯……2膳分
- 粉チーズ……小さじ2

作り方

1. ワイルドライスはP.155を参考にして炊いておく。なす、ズッキーニ、皮をむいた玉ねぎ、ベーコンはそれぞれ1cm角に切る。
2. 鍋にオリーブオイルを入れ、にんにくを弱火で炒める。香りがしてきたらベーコンを入れて中火で炒め、焼き目がついたらなす、ズッキーニ、玉ねぎを加えてしんなりとするまで炒める。
3. カットトマト、コンソメ、ローリエを加え、弱火で10分ほど煮込んで塩・こしょうで味を調える。
4. ボウルにワイルドライス、温かいご飯、粉チーズを入れてしゃもじで切るように混ぜ合わせ、皿に盛り付けて3をかける。

Recipe **42** | main meal | 便秘解消 | 食欲不振改善 | 美肌・美白

ターメリックチャーハン

ターメリックのスパイシーな味と香りが
口いっぱいに広がるやみつきチャーハン

材料・2人分

ターメリック(パウダー)‥‥ 小さじ½
切り干し大根(乾燥)‥‥‥ 12g
エリンギ‥‥‥‥‥‥‥‥ ½本
ピーマン‥‥‥‥‥‥‥‥ 2個
無頭えび‥‥‥‥‥‥‥‥ 8尾
ご飯‥‥‥‥‥‥‥‥‥‥ 2膳分
純正ごま油‥‥‥‥‥‥‥ 大さじ1
しょうが(すりおろし)‥‥ 1片分
にんにく(すりおろし)‥‥ 1片分
鷹の爪(種なし・輪切り)‥ 1本分
ナンプラー‥‥‥‥‥‥‥ 小さじ2
しょうゆ‥‥‥‥‥‥‥‥ 小さじ1
砂糖‥‥‥‥‥‥‥‥‥‥ 小さじ1
塩・こしょう‥‥‥‥‥‥ 各少々
レモン‥‥‥‥‥ ⅛カット2つ

作り方

1 切り干し大根は20分ほど水に浸して戻し、キッチンペーパーで水けを取り、みじん切りにする。エリンギと種を取ったピーマンはみじん切りにする。えびは尾の部分を残しながら殻を取り除き、背わたを取る。

2 別のボウルにご飯を入れ、ターメリックをふりかけてしゃもじで切るように混ぜる。

3 フライパンにごま油をひいて弱火で熱し、しょうが、にんにく、鷹の爪を入れる。香りがたってきたら、切り干し大根、えび、エリンギ、ピーマンの順に加えて中火で炒める。

4 火が通ったら2、ナンプラー、しょうゆ、砂糖を加えてよく混ざるように炒めて、塩・こしょうで味を調える。レモンを添える。

Recipe **43** | main meal | 美肌・美白 | 便秘解消

納豆とマグロのネバネバ丼

納豆とマグロの相性抜群な食材に
クリーミーなアボカドがマッチした丼

材料・2人分

納豆‥‥‥‥‥‥ 2パック(100g)
マグロ(刺し身用)‥‥‥‥ 100g
アボカド‥‥‥‥‥‥‥‥ ½個
めんつゆ(3倍濃縮還元)‥ 大さじ3
純正ごま油‥‥‥‥‥‥‥ 小さじ1
温かいご飯‥‥‥‥‥‥‥ 2膳分
万能ネギ‥‥‥‥‥‥‥‥ 適量
卵黄‥‥‥‥‥‥‥‥‥‥ 2個分
いりごま(白)‥‥‥‥‥‥ 少々

作り方

1 マグロは1cm角に切る。アボカドは皮をむき、種を取って1cm角に切る。

2 ボウルに納豆、めんつゆ、ごま油を入れて混ぜ合わせ、1を加えて軽く和える。

3 丼に温かいご飯を盛り、2をのせる。万能ネギ、卵黄をのせてごまをふりかける。

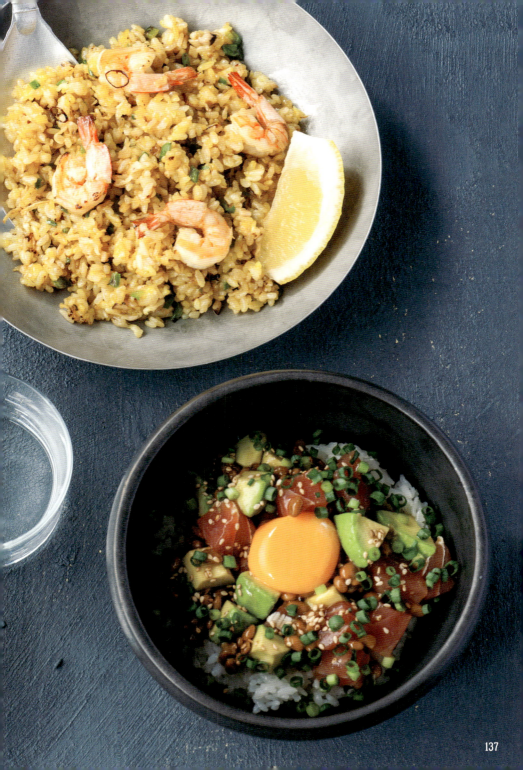

Recipe 44

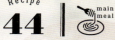

main meal | 美肌・美白 | 疲労回復 | 便秘解消

ひよこ豆とかぼちゃのベーグルサンド

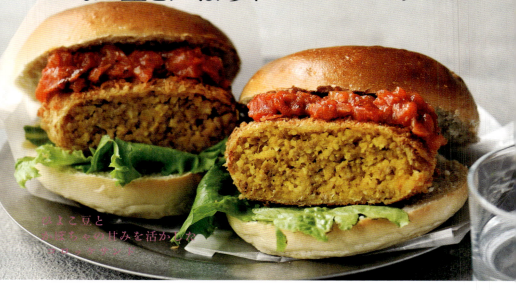

ひよこ豆と
かぼちゃの甘みを活かした
ヘルシーサンド

材料・2人分

ひよこ豆(水煮缶)	70g
かぼちゃ	70g
ヨーグルト(無糖)	30g
豚挽き肉	80g
塩・こしょう	各少々
小麦粉・パン粉	適量
溶き卵	2個分
プレーンベーグル	2個
レタス	2枚

◎トマトソース

オリーブオイル	小さじ2
玉ねぎ(みじん切り)	1/3個分(70g)
にんにく(みじん切り)	1片分
トマト缶(カットタイプ)	1/2缶(200g)
水	200ml
コンソメ(固形)	1/2個
ローリエ	1枚
ヨーグルト(無糖)	10g
ケチャップ	小さじ1
中濃ソース	小さじ1
塩・こしょう	各少々

作り方

1 トマトソースを作る。フライパンにオリーブオイルをひき、玉ねぎとにんにくを中火で炒める。カットトマト、水、コンソメ、ローリエを加えて10分ほど煮込む。ヨーグルト10gを加えて混ぜ合わせ、ケチャップ、ソース、塩・こしょうで味を調える。

2 コロッケを作る。かぼちゃはわたと種を取り、皮のまま小さく切る。耐熱容器に入れてラップをし、600Wの電子レンジで2〜3分加熱する。粗熱が取れたら皮をむく。ひよこ豆は細かく砕く。かぼちゃとひよこ豆を混ぜ合わせ、ヨーグルト30gを加えてさらに混ぜる。

3 フライパンで挽き肉を炒め、塩・こしょうで味付けをする。粗熱が取れたら2に加えて混ぜ合わせる。2等分にして俵型に成形し、小麦粉、溶き卵、パン粉の順につけて180℃の揚げ油(適量・分量外)で揚げる。

4 ベーグルを横半分に切ってレタスをしき、3のコロッケ、1のトマトソースの順にのせて挟む。

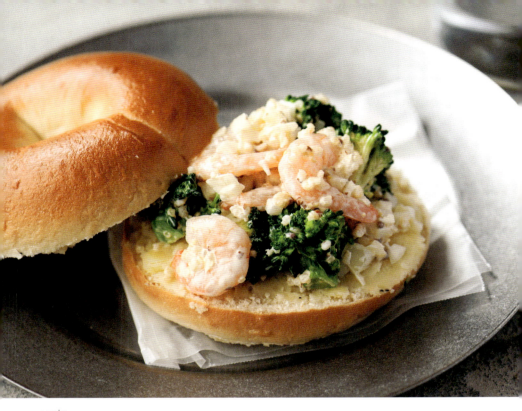

Recipe 45

main meal

貧血予防
冷え性予防

キヌアのポテサラベーグルサンド

キヌアの食感がおいしい、デパ地下風サラダのベーグルサンド

材料・2人分

キヌア ……………… 小さじ1
（事前に茹でる、または炊いたものだと大さじ1程度）
じゃがいも …………… 中1個
マヨネーズ …………… 30g
ブロッコリー ………… 20g
玉ねぎ ………………… 30g
むきえび（生食用）…… 50g
A ┌ 塩・こしょう …… 各少々
 └ マスタード（粒）… 小さじ1
プレーンベーグル …… 2個

作り方

1 キヌアはP.154を参考にして茹でる、または炊いておく。じゃがいもは皮をむいて耐熱容器に入れ、ラップをして600Wの電子レンジで6分ほど加熱する。竹串が刺さるくらいのやわらかさになったら、熱いうちにマッシャーでつぶす。マヨネーズ10gを加えて混ぜ合わせる。

2 ブロッコリーは小房に分ける。玉ねぎは皮をむきみじん切りにして水に5分ほどさらし、キッチンペーパーで水けをきる。鍋に湯を沸かし、沸騰したら塩（大さじ1・分量外）を加えてブロッコリーを入れて3分ほど茹でる。

3 ボウルに 1 のキヌア、ブロッコリー、玉ねぎ、えびを入れ、マヨネーズ20gと A を加えて混ぜ合わせる。

4 ベーグルを横半分に切って 1 をぬり、3 を盛る。

139

Sweets

ヘルシーだけど満足できる、おいしいスイーツ12

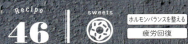

Recipe **46** | sweets | ホルモンバランスを整える 疲労回復

ビーポーレン入り ヨーグルトチーズケーキ

ビーポーレンの花のような甘みが広がる、
上品ですっきりとした、さわやかなケーキ

材料・2人分

- ビーポーレン……………小さじ2
- ビスケット(市販)……………80g
- バター(無塩)……………45g
- クリームチーズ……………100g
- ヨーグルト(無糖)……………100g
- 生クリーム……………100ml
- グラニュー糖……………大さじ4
- レモン汁……………小さじ2
- 粉ゼラチン……………5g

作り方

1 ビスケットはめん棒などで細かく砕いてボウルに入れる。バターは耐熱皿にのせ、ラップをして500Wの電子レンジで30秒ほど温めて溶かす。クリームチーズは冷蔵庫から取り出して常温に戻しておく。ヨーグルトはキッチンペーパーで余計な水をきる。

2 粉々にしたビスケットが入っているボウルにバターを入れ、ゴムべらなどで混ぜ合わせる。バットなどの容器の底に平たく詰めて、冷蔵庫で20分以上冷やす。

3 別のボウルに水切りしたヨーグルト、クリームチーズ、生クリーム、グラニュー糖、レモン汁を入れてよく混ぜ合わせる。

4 粉ゼラチンを水(50ml・分量外)でふやかし、600Wの電子レンジで30秒ほど温める。別のボウルに氷水を用意し、3の底にあてながら少しずつ粉ゼラチンを加えて軽くとろみがつくまで混ぜる。

5 4を2に流し込み、表面にビーポーレンをふりかけて冷蔵庫で2時間以上冷やす。

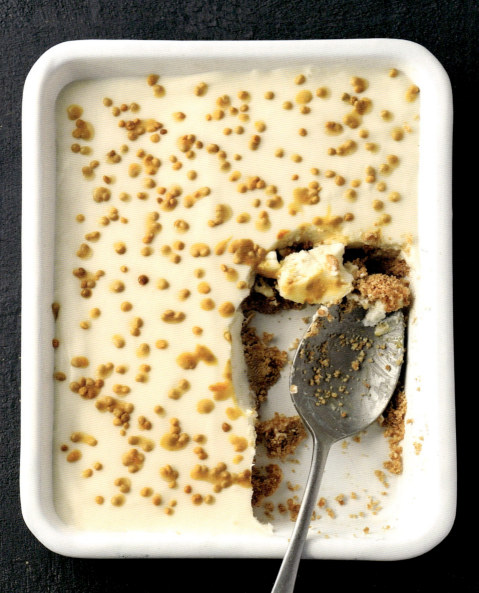

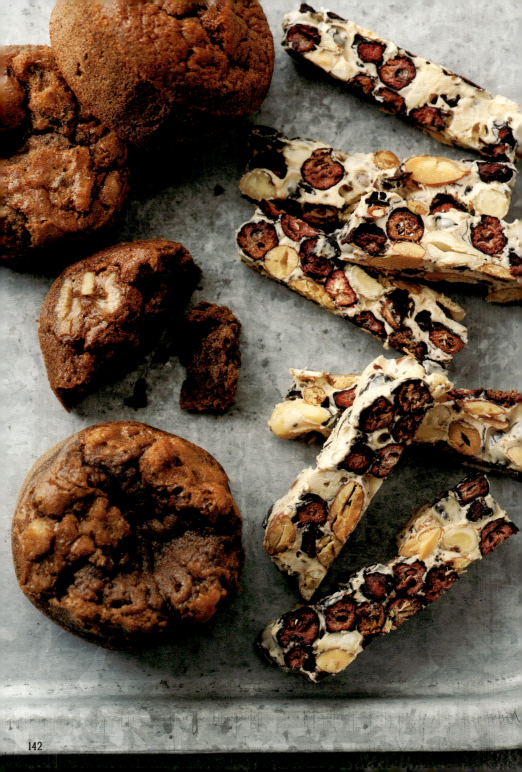

Recipe 47

美肌・美白 / アンチエイジング / 生活習慣病予防

カカオのカップマフィン

ビターな甘さの、大人のマフィン

材料・2人分

（マフィン型4個分）
カカオ(パウダー)……… 大さじ2
アーモンド(ミルク)…… 大さじ2
クルミ(生)……………… 10粒
バター(無塩)……………… 60g
卵……………………………… 2個
グラニュー糖 ………… 大さじ4
ホットケーキミックス‥大さじ6

作り方

1 バターを耐熱皿にのせ、ラップをして500Wの電子レンジで30秒ほど温めて溶かす。オーブンは180℃に予熱しておく。

2 ボウルに**1**のバター、カカオ、アーモンドミルク、クルミ、卵、グラニュー糖を入れて泡立て器でダマにならないように優しく混ぜ合わせる。ホットケーキミックスを加えてゆっくりと混ぜ、マフィン型に流し入れる。

3 オーブンで20分ほど焼く。

Recipe 48

ダイエット補助 / 美肌・美白 / 便秘解消

アロニアベリーとチアシードのヌガー

アロニアベリーとナッツが入った、弾力のある食感がくせに

材料・2人分

アロニアベリー(ドライ) …・ 40g
チアシード(事前に膨らませて
おいたもの。P.154参照)… 小さじ1
マシュマロ ………………… 70g
バター(無塩) ……………… 10g
ミックスナッツ(素焼き)‥ 100g

作り方

1 マシュマロとバターを耐熱容器に入れて500Wの電子レンジで20秒ほど温めて溶かし、ゴムべらなどでよく混ぜ合わせる。

2 アロニアベリー、ミックスナッツ、チアシードを加えてよく混ぜ合わせる。

3 オーブンシートを敷いた型に流し込み、冷蔵庫で1時間ほど冷やす。冷えて固まったら型から取り出し、スティック状に切る。

Recipe **49** sweets

ゴールデンベリークッキー

ゴールデンベリーの酸味が後を引く

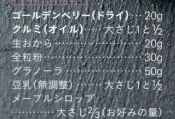

材料（2人分）

ゴールデンベリー（ドライ）……20g
クルミ（オイル）……大さじ1と1/2
生おから……20g
全粒粉……30g
グラノーラ……50g
豆乳（無調整）……大さじ1と1/2
メープルシロップ
　……大さじ2/3（お好みの量）

作り方

1 ボウルにゴールデンベリー、生おから、全粒粉、グラノーラを入れて、おからのぼそぼそとした感じがなくなるまで菜箸でぐるぐると混ぜ合わせる。オーブンを170℃に予熱しておく。

2 小さめの容器に豆乳を入れ、クルミオイルを少しずつ加えながらゴムべらで混ぜ合わせる。

3 1にメープルシロップを加え、ゴムべらで軽く混ぜる。さらに2を加えてよく混ぜ合わせる。

4 3の生地をスプーンですくい、オーブンシートを敷いた天板に落とす。丸く形を整え、スプーンの背で押し付ける。オーブンで15分ほど焼き、焼けたら天板を取り出して2分ほど放置してから網にのせて冷ます。

Recipe 50 sweets

美肌・美白	冷え性予防
便秘解消	生活習慣病予防

アーモンド入りティラミス

香り高いアーモンドをふんだんに使ったティラミス

材料・2人分

- **アーモンド(素焼き)**……… 10粒
- **クリームチーズ**………… 100g
- **砂糖**……………… 大さじ2
- **生クリーム**…………… 100ml
- **スポンジケーキ(市販)**
  ……… 5号サイズを半分使用
- **エスプレッソコーヒー(顆粒)**
  ………………… 小さじ1/2
- **ココアパウダー**…………… 適量

作り方

1. クリームチーズは冷蔵庫から取り出して常温に戻し、ボウルに入れる。砂糖を加え、ゴムべらでよく混ぜる。さらに生クリームを加え、なめらかになるまでしっかりと混ぜ合わせる。
2. スポンジケーキを3cm角に切り、お湯(80ml・分量外)で溶いたエスプレッソコーヒーに浸す。
3. アーモンドはめん棒などで細かく砕く。飾り用に少量残しておく。
4. 容器に2を詰め、その上に3を散らし、さらに1をのせる。これを繰り返して3層くらいにする。ココアパウダーを振ってアーモンドを飾り、冷蔵庫で冷やす。

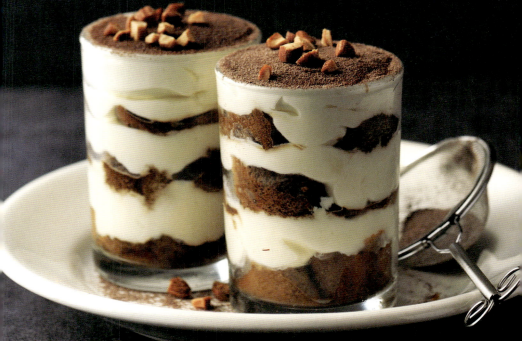

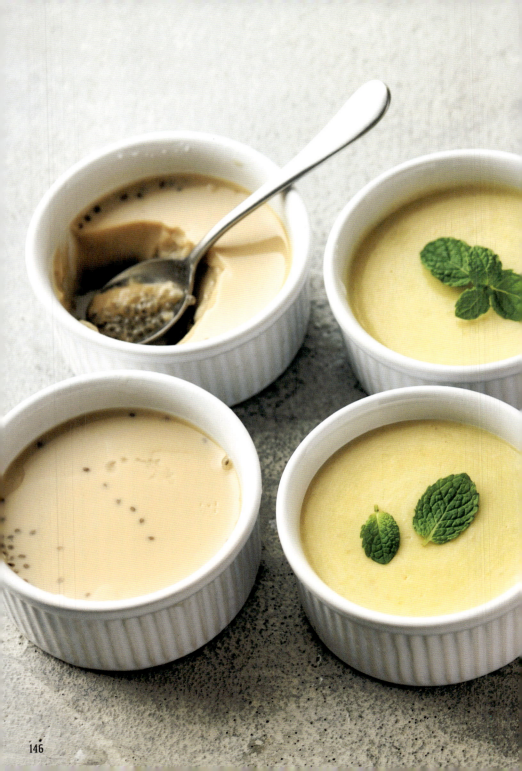

Recipe 51 sweets

[美肌・美白] [便秘解消]
[生活習慣病予防] [ダイエット補助]

チアシードの ミルクティープリン

つぶつぶ食感とさっぱりとした甘み

材料・作りやすい分量
（直径7.5cmのココット型4つ分）

チアシード ………… 大さじ½
（事前に膨らませたものだと大さじ5程度）
粉ゼラチン ………………… 8g
ミルクティー（市販・加糖）
………………………… 400ml

作り方

1. チアシードはP.154を参考にして膨らませておく。

2. 鍋にミルクティーを入れて人肌程度に温める。ゼラチンを指定量の水（分量外）でふやかし、鍋に加えてよく混ぜる。さらに1のチアシードを加えて容器に流し入れ、冷蔵庫で冷やし固める。

Recipe 52 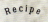 sweets

[ダイエット補助] [疲労回復]

マヌカハニーの さつまいも豆乳プリン

マヌカハニーの芳醇な香りが後味に

材料・2人分

マヌカハニー ………… 小さじ2
さつまいも ………… ⅓本(70g)
豆乳（無調整）………… 70ml
生クリーム ……………… 7ml
砂糖 ……………………… 5g
粉ゼラチン ……………… 2g
水 ……………………… 15ml
バター（無塩）…………… 5g
スペアミント（飾り用）…… 適量

作り方

1. さつまいもは適当な大きさに切って耐熱容器に入れ、500Wの電子レンジで5分加熱する。竹串がすっと刺さるくらいのやわらかさになったら、やけどに気をつけながら皮をむく。

2. ミキサーにマヌカハニー、さつまいも、豆乳、生クリーム、砂糖を入れてなめらかになるまで撹拌し、ボウルに入れる。

3. ゼラチンと水を耐熱容器に入れて500Wの電子レンジで20〜30秒ほど温めて溶かし、2に加えてゴムべらでよく混ぜる。

4. 溶かしたバターを型にぬり、2を流し入れて冷蔵庫で冷やす。固まったらミントをのせる。

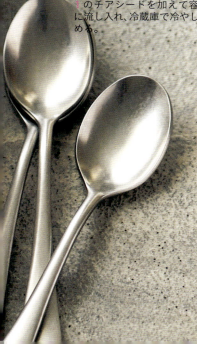

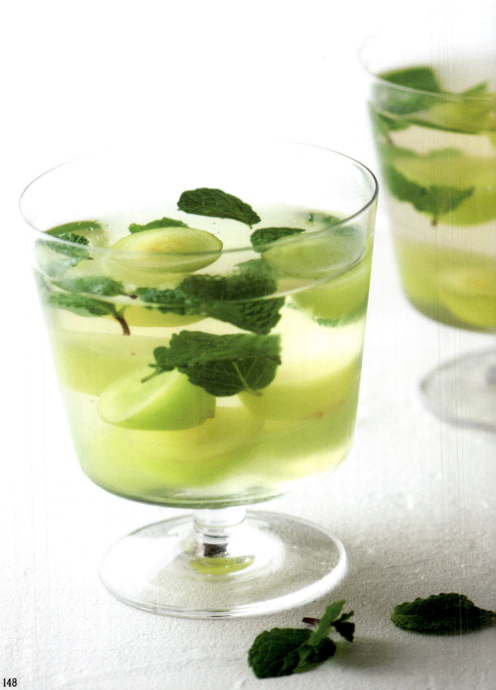

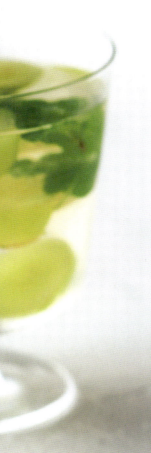

Recipe 53 | sweets

むくみ改善
ダイエット補助

メープルウォーターと マスカットのミントゼリー

ミントの爽やかさと、
メープルウォーターの風味が口に広がる、
見た目にも美しいマスカットゼリー

材料・2人分

メープルウォーター……… 400ml
マスカット(本書では皮まで食べられる種なしを使用)……… 8粒
粉ゼラチン ……………… 10g
スペアミント …………… 適量

作り方

1 マスカットは皮をよく洗い、キッチンペーパーで水けをふき取って縦半分に切る。

2 ゼラチン半量(5g)を水(50ml・分量外)と混ぜてふやかし、600Wの電子レンジで30秒温める。メープルウォーター半量(200ml)をボウルに入れ、ふやかしたゼラチンを加えて混ぜ合わせる。

3 1のマスカット半量とミント半量を2つの容器にそれぞれ入れ、2もそれぞれ流し入れて冷蔵庫で30分ほど冷やし固める。

4 固まったら冷蔵庫から取り出し、残りの材料で2の工程をもう一度行い、固まったゼリーの上に残りのマスカットとミント、メープルウォーター液を流し入れてさらに冷蔵庫で冷やし固める。ゼリーを2層にすることで、マスカットとミントが全体に行き渡るようにする。

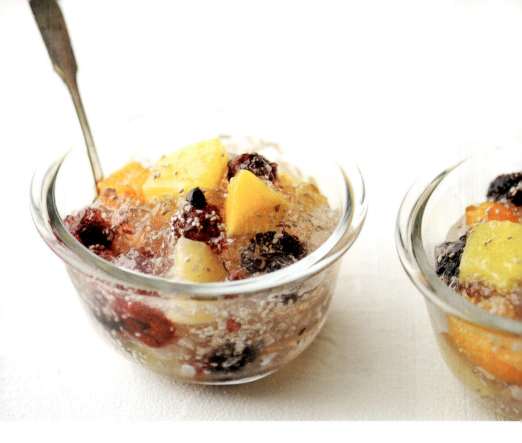

Recipe **54** | sweets | 美肌・美白 | 疲労回復 | むくみ改善 | ダイエット補助

ココナッツとチアシードのクラッシュゼリー

フルーツの甘みが引き立つ、
食後にぴったりなひんやりゼリー

材料・2人分

ココナッツウォーター …… 200ml
チアシード …………… 大さじ1
お湯 …………………… 50ml
粉ゼラチン ……………… 5g
お好みのフルーツ
（今回はパイナップル、みかん、
黄桃を使用）…………… 50g
ミックスベリー（冷凍）…… 50g

作り方

1. 80℃くらいのお湯にゼラチンを加えて混ぜる（ゼラチンはふやかす手間のないものを使用）。
2. 1のゼラチンにココナッツウォーターを加えてよく混ぜ合わせ、冷蔵庫で60分ほど冷やし固める。
3. やわらかめに固まったら冷蔵庫から取り出し、チアシードとお好みのフルーツ、ミックスベリーを入れて混ぜ合わせる。

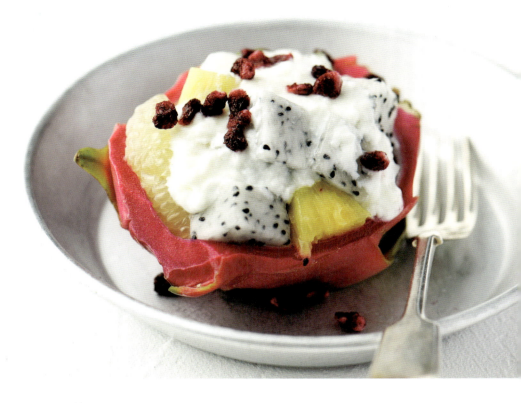

Recipe 55 | sweets | 美肌・美白 | 便秘解消 | 貧血予防 | 疲労回復

ドラゴンフルーツとザクロヨーグルト

まろやかなヨーグルトとドラゴンフルーツの組み合わせ。
お好みでザクロシードもプラス

材料・2人分

ドラゴンフルーツ……… 1/2個
ザクロシード(ドライ)
……………… 適量(お好みで)
グレープフルーツ………… 1/8個
パイナップル(果肉)
……………… 1〜2切れ(20g)
ヨーグルト(無糖)………… 60g

作り方

1 ドラゴンフルーツを縦半分に切り、大きめのスプーンで中身をくり抜く。中身は1cm角に切る。グレープフルーツは薄皮まで取り除き、半分に切る。パイナップルは小さめにカットする。

2 くり抜いたドラゴンフルーツに、ドラゴンフルーツの中身、グレープフルーツ、パイナップルをのせてヨーグルトをかける。ザクロシードをのせる。

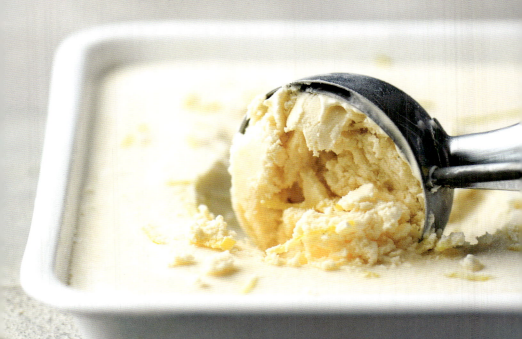

Recipe 56

sweets

疲労回復 / ダイエット補助

ヘンプミルクの
レモンアイスクリーム

レモン独特の爽やかな苦みを感じる、
どこか懐かしくやさしい味

材料・作りやすい分量

ヘンプミルク ………… 100ml
レモン ………………… 1/2個
バニラアイス(市販)…… 200g
生クリーム …………… 100ml
バニラエッセンス ……… 少々

作り方

1 レモンの外皮を1/2個分包丁でそぎ取って千切りにする。中身は搾り機で搾る。バニラアイスは冷凍庫から取り出して常温に戻し、混ぜられるくらいやわらかくしておく。

2 ボウルに生クリームを入れて7分立てに泡立てて、バニラエッセンスを加えて軽く混ぜる。

3 搾った外皮、レモンの中身、バニラアイスを2に加えてしっかりと混ぜ合わせ、バットなどの保冷容器に移して冷凍庫で2時間ほど冷やす。

Recipe 57 sweets

ダイエット補助
便秘解消

アガベあんかけだんご
みたらし風・ゆべし風

低GIのアガベシロップを使った、透き通るような甘さのあんかけだんご

材料・2人分

クルミ(生)	1〜2粒
白玉粉	60g
豆腐(絹)	¼丁強(72g)

◎みたらし風あん

アガベシロップ	小さじ1
味噌(白)	小さじ¼
しょうゆ	1滴

◎ゆべし風あん

アガベシロップ	小さじ1
味噌(赤)	小さじ¼

作り方

1. ボウルに白玉粉と豆腐を入れて全体がなじむように混ぜ、15分ほど置く。

2. それぞれのあんの材料を混ぜ合わせる。クルミを適当な大きさに砕いておく。

3. 15分たったら**1**を耳たぶ程度の硬さになるまで手でこねて、生地を2等分にする。片方は3つに分けて丸める。もう片方は**2**のクルミを加えて手でこね、同じように3つに分けて丸める。

4. 鍋に湯を沸かし、**3**を茹でる。浮いてきたら取り出して冷水にさらし、器に盛って**2**のあんをかける。クルミが入っているほうのだんごにゆべし風あんをかける。

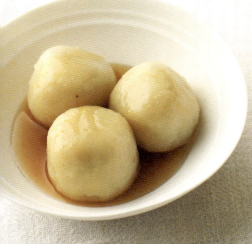
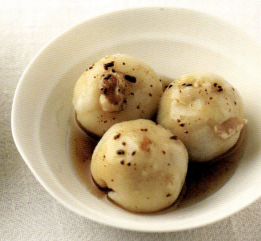

スーパーフードの 基本の食べ方

穀物系や乾燥しているスーパーフードを食べる際は、
食べ方や調理方法に合わせてスーパーフードを準備する必要があります。
料理の内容に合わせて、それぞれの下準備を行いましょう。

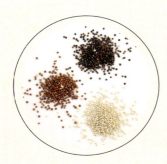

キヌア　>>> P.44

茹でる
鍋に湯を沸かし、しっかり洗ったキヌアを入れて10〜15分ほど茹でる。目の細かいざるなどで水けをきる。冷蔵で2〜3日、冷凍で2週間程度保存可能。

炊く
しっかり洗ったキヌア1：水2の割合で炊飯器で炊いて10分ほど蒸らす。保存期間は左と同様。

使用しているレシピは
P.139 キヌアのポテサラベーグルサンド

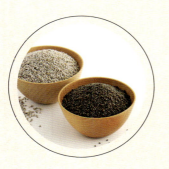

チアシード　>>> P.48

水に浸ける
ボウルに10〜15倍の水を用意し、チアシードを入れて15分以上浸けて膨らませる。冷蔵で1週間程度保存可能。

使用しているレシピは
P.108 チアシードの柑橘ドレッシング
P.128 チアシードの甘酢あんかけオムレツ
P.143 アロニアベリーとチアシードのヌガー
P.147 チアシードのミルクティープリン

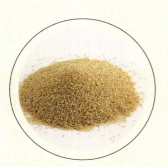

アマランサス　>>> P.54

茹でる
鍋に湯を沸かし、しっかり洗ったアマランサスを入れて8〜10分ほど茹でる。目の細かいざるなどで水けをきる。冷蔵で2〜3日、冷凍で2週間程度保存可能。

使用しているレシピは
P.118 アロエベラとアマランサスの揚げタラマリネ
P.130 アマランサスとあさりのバターしょうゆパスタ

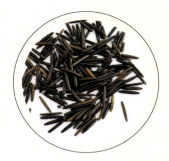

ワイルドライス >>> P.61

茹でる	炊く
水でさっと洗い、鍋に湯を沸かし、ワイルドライスと塩少々を入れて30分程度茹でる。ざるにあげてしっかりと水けをきる。冷蔵で1週間程度保存可能。	水でさっと洗い、ワイルドライス1：水4の割合で炊飯器で炊いて10分蒸らす。保存期間は左と同様。

使用しているレシピは
P.113 ワイルドライスのパクチーサラダ
P.135 ワイルドライスとラタトゥイユ

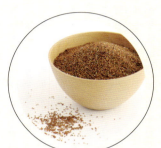

テフ >>> P.60

炊く

鍋にテフと3倍量の水を入れ、フタをして火にかける。沸騰したら弱火で20分ほど茹で、火を止めてフタをしたまま5分ほど蒸らす。冷蔵で2〜3日保存可能。

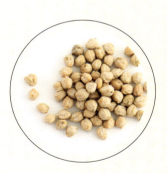

ひよこ豆 (乾燥豆を使用する場合) >>> P.64

煮る

ボウルにたっぷりの水を用意し、ひよこ豆を入れて一晩ほど置く。鍋にたっぷりの水を用意し、水をきったひよこ豆を入れて20〜30分ほど煮る。ざるにあげて水けをきる。冷蔵で2〜3日、冷凍で3週間程度保存可能。

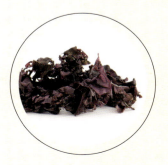

ダルス >>> P.84

水に浸ける

ボウルにたっぷりの水を用意し、使う分のダルスを入れて20分ほど浸けて戻す。ざるにあげて水けをきる。

使用しているレシピは
P.113 ブロッコリースーパースプラウトとダルスの豆腐サラダ
P.134 ダルスと豚しゃぶのバインミー

注目すべき成分別　スーパーフード索引

アスタキサンチン
美肌効果など
◎ダルス…84

ABA(アブシジン酸)
血糖値低下など
◎メープルウォーター…86

アミノ酸(22種)
ダイエット効果など
◎ビーポーレン…88

アルギニン
成長促進効果など
◎マカ…68

アロエマンナン
美肌効果、
老化防止など
◎アロエベラ…72

アロイン
中性脂肪を減らす
◎アロエベラ…72

アントシアニジン
抗酸化作用など
◎マキベリー…24

アントシアニン
アンチエイジングなど
◎ドラゴンフルーツ…34
◎アロニアベリー…36

一酸化窒素(NO)
血圧低下、
免疫力向上など
◎ビーツ…40

イヌリン
ダイエット効果、
免疫力向上など
◎アガベシロップ…70

エストラジオール
生理不順の改善など
◎ザクロシード…46

エラグ酸
美白効果など
◎カムカム…22

オメガ3脂肪酸
血流改善、
生活習慣病予防など
◎チアシード…48

◎クルミ…50
◎エゴマオイル…58
◎フラックスシード
(アマニ)…59
◎サチャインチ…62
◎ヘンプシード…63
◎ヘンプミルク…63

オリゴ糖
腸内環境を整える、
便秘解消など
◎ビーツ…40

オレイン酸
コレステロール値低減、
便秘解消など
◎タイガーナッツ…38

カカオポリフェノール
アンチエイジングなど
◎カカオ…92

カテキン
生活習慣病予防、
肥満予防など
◎緑茶…77

カフェイン
むくみ予防、
脂肪燃焼効果など
◎グリーンコーヒー…62
◎緑茶…77

カリウム
高血圧予防、
むくみ改善など
◎アサイー…20
◎マキベリー…24
◎ゴールデンベリー…26
◎ヤーコン…32
◎ココナッツウォーター…41
◎キヌア…44
◎ザクロシード…46
◎フリーカ…57
◎メープルウォーター…86

カルシウム
代謝アップ、
美肌効果など
◎ココナッツウォーター…41
◎キヌア…44
◎チアシード…48
◎アマランサス…54
◎テフ…60
◎モリンガ…66

◎マカ…68
◎大麦若葉…74
◎ブラッククミンシード…90

γ-リノレン酸
生活習慣病予防など
◎ヘンプシード…63

GABA(γ-アミノ酪酸)
リラックス効果、
血圧低下など
◎モリンガ…66

クルクミン
肝機能向上、
美肌効果など
◎ターメリック…94

クロロゲン酸
ダイエット効果、
糖尿病予防など
◎グリーンコーヒー…62

酵素
ダイエット効果、
美肌効果など
◎ビーポーレン…88
◎味噌…93
◎甘酒…94

サポニン
肥満予防、
免疫力向上など
◎アロエベラ…72

食物繊維
腸内環境を整える、
高血圧予防など
◎カムカム…22
◎マキベリー…24
◎ゴールデンベリー…26
◎ヤーコン…32
◎ドラゴンフルーツ…34
◎タイガーナッツ…38
◎キヌア…44
◎チアシード…48
◎クルミ…50
◎アーモンド…52
◎アマランサス…54
◎ライスミルク…56
◎フリーカ…57
◎フラックスシード(アマニ)…59
◎ワイルドライス…61
◎テフ…60
◎ひよこ豆…64

◎モリンガ…66
◎大麦若葉…74
◎ダルス…84
◎カカオ…92

スルフォラファン
抗酸化作用、
新陳代謝の活性化など
◎ブロッコリースーパースプラウト…30

炭水化物
エネルギーの生成、
疲労回復など
◎ライスミルク…56

タンパク質
免疫力向上、
美肌効果など
◎モリンガ…66
◎スピルリナ…80
◎味噌…93

チモキノン
アルツハイマー病予防など
◎ブラッククミンシード…90

中鎖脂肪酸
ダイエット効果など
◎ココナッツオイル…41

テアニン
集中力アップなど
◎緑茶…77

テオブロミン
脳の働きの活性化など
◎カカオ…92

鉄分
貧血防止、美肌効果など
◎アサイー…20
◎マキベリー…24
◎ブロッコリースーパースプラウト…30
◎タイガーナッツ…38
◎キヌア…44
◎アマランサス…54
◎フリーカ…57
◎テフ…60
◎ワイルドライス…61
◎マカ…68
◎大麦若葉…74
◎スピルリナ…80

トコトリエノール
美肌効果、
動脈硬化予防など
◎アマランサス…54

トリプトファン
安眠効果など
◎クルミ…50
◎ヘンプミルク…63

ナイアシン
美肌効果、
コレステロール値の低減など
◎カムカム…22
◎ザクロシード…46
◎メープルウォーター…86

ナットウキナーゼ
血行改善など
◎納豆…93

BBCA
疲労回復、
成長の促進など
◎アサイー…20

ビサクロン
二日酔い改善など
◎ターメリック…94

ビタミンA
美肌効果、
風邪予防など
◎ゴールデンベリー…26
◎ビーポーレン…88

ビタミンB群
疲労回復、
貧血予防など
◎ノニ…40
◎そばの実…64
◎ビーポーレン…88
◎納豆…93
◎甘酒…94

ビタミンB₁
疲労回復など
◎ゴジベリー…28
◎ザクロシード…46
◎ひよこ豆…64
◎スピルリナ…80
◎ブラッククミンシード…90

ビタミンB₂
生活習慣病予防、
ダイエット効果など
◎ゴジベリー…28
◎アーモンド…52
◎スピルリナ…80
◎ブラッククミンシード…90

ビタミンB₆
動脈硬化予防、
成長の促進など
◎ひよこ豆…64

ビタミンC
美肌・美白効果、
ストレスの緩和など
◎カムカム…22
◎ブロッコリースーパースプラウト…30
◎ノニ…40
◎ザクロシード…46
◎緑茶…77
◎ビーポーレン…88

ビタミンE
老化防止、
生活習慣病予防、
血行改善など
◎ゴールデンベリー…26
◎ゴジベリー…28
◎ブロッコリースーパースプラウト…30
◎タイガーナッツ…38
◎アーモンド…52
◎ライスミルク…56
◎フリーカ…57
◎ワイルドライス…61
◎サチャインチ…62
◎緑茶…77
◎ビーポーレン…88
◎ブラッククミンシード…90

ビタミンK
動脈硬化予防
◎ケール…76

必須アミノ酸(9種)
◎ゴジベリー…28
◎チアシード…48
◎スピリルナ…80

フコイダン
抗酸化作用、
コレステロール値低減など
◎ダルス…84

不飽和脂肪酸
動脈効果予防、
アレルギー症状の緩和など
◎アーモンド…52

フラクトオリゴ糖
腸内環境を整える、
便秘解消など
◎ヤーコン…32

フラボノイド
アンチエイジングなど
◎ビーポーレン…88

プロキセロニン
細胞を活性化
◎ノニ…40

プロリン
美肌・美白
◎マカ…68

β-カロテン
血流改善、
生活習慣病予防など
◎ゴジベリー…28
◎ブロッコリースーパースプラウト…30
◎アロニアベリー…36
◎大麦若葉…74

β-クリプトキサンチン
骨粗しょう症予防、
美肌効果など
◎アロニアベリー…36

β-システロール
生活習慣病予防、
免疫力向上など
◎ゴジベリー…28

ポリフェノール
抗酸化作用など
◎アサイー…20
◎ヤーコン…32
◎クルミ…50
◎アーモンド…52
◎メープルウォーター…86

マグネシウム
丈夫な骨を作る、
高血圧予防など
◎ゴールデンベリー…26
◎ドラゴンフルーツ…34
◎カカオ…92

ムチン
ドライアイの予防、
免疫力向上など
◎アロエベラ…72

メチルグリオキサール
抗酸化作用など
◎マヌカハニー…82

メラトニン
安眠作用、
抗酸化作用など
◎ケール…76

葉酸
肌代謝アップなど
◎ドラゴンフルーツ…34
◎ケール…76

ヨウ素
基礎代謝アップなど
◎ダルス…84

リグナン
ホルモンバランスを
整えるなど
◎フラックスシード
　(アマニ)…59

ルチン
生活習慣病予防、
抗酸化作用など
◎そばの実…64

レプトスペリン
抗菌作用など
◎マヌカハニー…82

※スーパーフードの不調、病気に効果があるとされる成分は、その効果を保証するものではありません。

期待できる効果別　レシピ索引

アレルギー緩和

エゴマオイルの玉ねぎドレッシング	107

アンチエイジング

アサイーの豆乳スムージー	98
テフのスムージー	98
スピルリナのスムージー	99
ケールとほうれん草のスムージー	99
モリンガの黒ごま豆乳スムージー	103
ヘンプシードのサルサドレッシング	106
フラックスシードの中華ドレッシング	106
エゴマオイルの玉ねぎドレッシング	107
エゴマオイルの梅肉ドレッシング	109
ワイルドライスのパクチーサラダ	113
フリーカのスタッフドトマト	125
ゴジベリー（クコの実）の肉だんごスープ	126
ヤーコンのフリット	129
サーモンとアスパラガスの味噌クリームパスタ	131
ライスミルクのスープパスタ	132
クルミのサラダうどん	133
ダルスと豚しゃぶのバインミー	134
カカオのカップマフィン	143

眼精疲労緩和

マキベリーと白桃の豆乳ヨーグルトスムージー	98

食欲不振改善

ココナッツカレードレッシング	108
ターメリックチャーハン	136

生活習慣病予防

ケールとほうれん草のスムージー	99
ノニのアーモンドスムージー	99
ヘンプシードのサルサドレッシング	106
甘酒のリンゴドレッシング	107
ココナッツオイルのエスニックドレッシング	108
ココナッツカレードレッシング	108
チアシードの柑橘ドレッシング	108
サチャインチフレンチドレッシング	109
ヘンプシードのバルサミコドレッシング	109
エゴマオイルの梅肉ドレッシング	109
ひよこ豆とレッドキドニーのアボカドサラダ	110
ブロッコリースーパースプラウトと豆腐サラダ	113
アロエベラとアマランサスの揚げタラマリネ	119
ヘンプシードと鰹のたたき　ゆずこしょう和え	121
ブラッククミンシードとなすのココナッツグリーンカレー炒め	124
フリーカのスタッフドトマト	125
チアシードの甘酢あんかけオムレツ	128
サーモンとアスパラガスの味噌クリームパスタ	131

ダイエット補助

マキベリーと白桃の豆乳ヨーグルトスムージー	98
ノニのアーモンドスムージー	99
マカのトマトスムージー	102
モリンガの黒ごま豆乳スムージー	103
ヘンプシードのサルサドレッシング	106
フラックスシードの中華ドレッシング	106
エゴマオイルの玉ねぎドレッシング	107
ココナッツオイルのエスニックドレッシング	108
ココナッツカレードレッシング	108
チアシードの柑橘ドレッシング	108
サチャインチフレンチドレッシング	109
ヘンプシードのバルサミコドレッシング	109
エゴマオイルの梅肉ドレッシング	109
ひよこ豆とレッドキドニーのアボカドサラダ	110
ワイルドライスのパクチーサラダ	113
ラムチョップステーキ　ビーツソース添え	117
ヘンプシードと鰹のたたき　ゆずこしょう和え	121
サーモンのムニエル　タイガーナッツソースがけ	122
ブロッコリースーパースプラウトの生春巻き	123
テフ入り和風ミネストローネ	126
チアシードの甘酢あんかけオムレツ	128
ライスミルクのスープパスタ	132
ダルスと豚しゃぶのバインミー	134
ワイルドライスとラタトゥイユ	135
アロニアベリーとチアシードのヌガー	143
ゴールデンベリークッキー	144
チアシードのミルクティープリン	147
マヌカハニーのさつまいも豆乳プリン	147
メープルウォーターとマスカットのミントゼリー	149
ココナッツとチアシードのクラッシュゼリー	150
ヘンプミルクのレモンアイスクリーム	152
アガベあんかけだんご　みたらし風・ゆべし風	153

認知症予防

エゴマオイルの玉ねぎドレッシング	107
ココナッツオイルのエスニックドレッシング	108
ココナッツカレードレッシング	108

冷え性予防

マカのトマトスムージー	102
フラックスシードの中華ドレッシング	106
甘酒のリンゴドレッシング	107
ブロッコリーミートローフ　マカソースがけ	116

ゴジベリー（クコの実）の肉だんごスープ	126
キヌアのポテサラベーグルサンド	139
アーモンド入りティラミス	145

美肌・美白

アサイーの豆乳スムージー	98
テフのスムージー	98
カムカムとバナナのコーヒースムージー	100
モリンガの黒ごま豆乳スムージー	103
ヘンプシードのサルサドレッシング	106
フラックスシードの中華ドレッシング	106
ココナッツオイルのエスニックドレッシング	108
ココナッツカレードレッシング	108
チアシードの柑橘ドレッシング	108
ヘンプシードのバルサミコドレッシング	109
エゴマオイルの梅肉ドレッシング	109
ワイルドライスのパクチーサラダ	113
牛肉とトマトとフラックスシード（アマニ）のバルサミコ炒め	114
ラムチョップステーキ　ビーツソース添え	117
アロエベラとアマランサスの揚げタラマリネ	119
ヘンプシードと鰹のたたき　ゆずこしょう和え	121
サーモンのムニエル　タイガーナッツソースがけ	122
ブラッククミンシードとなすのココナッツグリーンカレー炒め	124
ゴジベリー（クコの実）の肉だんごスープ	126
チアシードの甘酢あんかけオムレツ	128
ライスミルクのスープパスタ	132
ダルスと豚しゃぶのバインミー	134
ターメリックチャーハン	136
納豆とマグロのネバネバ丼	136
ひよこ豆とかぼちゃのベーグルサンド	138
カカオのカップマフィン	143
アロニアベリーとチアシードのヌガー	143
ゴールデンベリークッキー	144
アーモンド入りティラミス	145
チアシードのミルクティープリン	147
ココナッツとチアシードのクラッシュゼリー	150
ドラゴンフルーツとザクロヨーグルト	151

疲労回復

アサイーの豆乳スムージー	98
カムカムとバナナのコーヒースムージー	100
マカのトマトスムージー	102
モリンガの黒ごま豆乳スムージー	103
甘酒のリンゴドレッシング	107
ゴジベリー（クコの実）の肉だんごスープ	126
ひよこ豆とかぼちゃのベーグルサンド	138
ビーポーレン入りヨーグルトチーズケーキ	140
マヌカハニーのさつまいも豆乳プリン	147
ココナッツとチアシードのクラッシュゼリー	150
ドラゴンフルーツとザクロヨーグルト	151
ヘンプミルクのレモンアイスクリーム	152

貧血予防

アサイーの豆乳スムージー	98
スピルリナのスムージー	99
ワイルドライスのパクチーサラダ	113
ラムチョップステーキ　ビーツソース添え	117
フリーカのスタッフドトマト	125
アマランサスとあさりのバターしょうゆパスタ	130
キヌアのポテサラベーグルサンド	139
ゴールデンベリークッキー	144
ドラゴンフルーツとザクロヨーグルト	151

便秘解消

マキベリーと白桃の豆乳ヨーグルトスムージー	98
ケールとほうれん草のスムージー	99
ノニのアーモンドスムージー	99
カムカムとバナナのコーヒースムージー	100
フラックスシードの中華ドレッシング	106
ココナッツオイルのエスニックドレッシング	108
チアシードの柑橘ドレッシング	108
ヘンプシードのバルサミコドレッシング	109
ひよこ豆とレッドキドニーのアボカドサラダ	110
ブロッコリースーパースプラウトとダルスの豆腐サラダ	113
牛肉とトマトとフラックスシード（アマニ）のバルサミコ炒め	114
アロエベラとアマランサスの揚げタラマリネ	119
ヘンプシードと鰹のたたき　ゆずこしょう和え	121
サーモンのムニエル　タイガーナッツソースがけ	122
フリーカのスタッフドトマト	125
チアシードの甘酢あんかけオムレツ	128
ヤーコンのフリット	129
ワイルドライスとラタトゥイユ	135
ターメリックチャーハン	136
納豆とマグロのネバネバ丼	136
ひよこ豆とかぼちゃのベーグルサンド	138
アロニアベリーとチアシードのヌガー	143
アーモンド入りティラミス	145
チアシードのミルクティープリン	147
ドラゴンフルーツとザクロヨーグルト	151
アガベあんかけだんご　みたらし風・ゆべし風	153

ホルモンバランスを整える

マキベリーと白桃の豆乳ヨーグルトスムージー	98
テフのスムージー	98
マカのトマトスムージー	102
フラックスシードの中華ドレッシング	106
牛肉とトマトとフラックスシード（アマニ）のバルサミコ炒め	114
ブロッコリーミートローフ　マカソースがけ	116
アマランサスとあさりのバターしょうゆパスタ	130
ビーポーレン入りヨーグルトチーズケーキ	140

むくみ改善

ひよこ豆とレッドキドニーのアボカドサラダ	110
ブロッコリースーパースプラウトの生春巻き	123
メープルウォーターとマスカットのミントゼリー	149
ココナッツとチアシードのクラッシュゼリー	150

免疫力向上

スピルリナのスムージー	99
カムカムとバナナのコーヒースムージー	100
アロエベラとアマランサスの揚げタラマリネ	119

159

監修

生活の木
世界51ヶ国からオーガニックハーブや精油、植物油などを直輸入し、ハーブ、アロマテラピー、スーパーフード関連商品を製造、販売。全国120の直営店のほか、ハーブガーデン、サロン、カルチャースクールなどを展開し、2016年より、薬やサプリメントに頼らない「Nutritious Life(ニュートリシャスライフ)™」という新しいライフスタイルを提案する。

【ホームページ】
https://www.treeoflife.co.jp
【オンラインショップ】
http://onlineshop.treeoflife.co.jp

小林理恵(東京家政大学)
東京家政大学家政学部栄養学科准教授。管理栄養士。雑穀類の調理特性および生理機能性の解明と新規利用方法の追求、酸化ストレスに対応する食事設計法の提案。「おいしい食べ物は、体の中でも利用しやすい状態になるばかりでなく、生活にうるおいと楽しみを与えること、地域、社会を元気にすることにもつながる」をモットーに学生に食の楽しさを教える。部分執筆に『調理を学ぶ[改訂版]』(八千代出版)、Nブックス実験シリーズ『調理科学実験』(建帛社)など。

現地レポート　小野由可里
生活の木発行のハーブ・アロマテラピー情報誌「Lifeware Book(ライフウェアブック)」現地レポーター、「Beauty Lover(美容愛好家)」。中学時代から美容に興味を持ち、知識を収集しながらあらゆる化粧品を試す。美容オタクが高じて大学時代に美容部員となり、美しくなる化粧品の基礎を学ぶ。その後、自然化粧品への興味を経て、オーガニック化粧品にたどり着く。レポーターとして世界各国の製品の生産地へ赴き、現地の生活や製品ができるまでの情報を伝えている。

レシピ考案協力
東京家政大学家政学部助教・久松 裕子
助手・小池 温子
東京家政大学大学院健康栄養学専攻
荒木 萌／益下 誌保
東京家政大学家政学部栄養学科
東原ひかる／澤野華菜／宇都宮茉莉／加﨑野乃／村松由理／板垣紗彩／古市みづき／御子柴舞衣

食材協力　きたみらい農業協同組合
スーパーフード協力　生活の木

からだのなかから、きれいに、輝く
スーパーフードの教科書

2016年 12月 10日 初版第1刷発行

監修者　生活の木
　　　　小林理恵
発行者　滝口直樹
発行所　株式会社マイナビ出版
〒101-0003　東京都千代田区一ツ橋2-6-3
　　　　　　一ツ橋ビル2F
Tel. 0480-38-6872(注文専用ダイヤル)
Tel. 03-3556-2731(販売)
Tel. 03-3556-2736(編集)
E-mail：pc-books@mynavi.jp
URL：http://book.mynavi.jp

印刷・製本　シナノ印刷株式会社

STAFF

撮影	北原千恵美
デザイン	田山円佳(STUDIO DUNK)
DTP	フォルマージュ・デザインスタジオ
スタイリング	木村遥(STUDIO DUNK)
ライティング	松永梨杏
イラスト	oh.723
校正	岡野修也
英文校正	久松紀子
編集協力	平川知子　北川由以(生活の木)
編集	加藤風花　太田菜津美 (STUDIO PORTO)
料理制作	エダジュン
調理アシスタント	関沢愛美
企画・編集	庄司美穂(マイナビ出版)

[参考資料]
『世界の食材図鑑』ルーキー・ウエール、ジル・コックス著／グラフィック社　『Superfoods』DavidWolfe著／North Atlantic Books　『チア・シード』ジェイムズ・F・シェーレ著、山口武訳／フレグランスジャーナル社　『いちばん詳しくてわかりやすい！栄養素の教科書』中嶋洋子監修／新星出版社　『メディカルハーブセラピストコース・テキスト』特定非営利法人 日本メディカルハーブ協会　『栄養の基本がわかる図解事典』中村丁次監修／成美堂出版　『新食品成分表』／東京法令出版　『マヌカハニーの秘密』城 文子著、口野正人監修／アイシーメディックス　『読むオイル事典』YUKIE／主婦の友社　『チョコレートの凄い効果』板倉弘重著／かんき出版　『かんたん・おいしいチアシードレシピ』ダニエラ・シガ著、白澤卓二監修／マイナビ出版

[注意事項]
・本文中、不調や病気に効果があるとされる成分はその効果を保証するものではありません。
・持病のある方、投薬を受けている方、妊娠中・授乳中の方などは医師に相談のうえ、摂取してください。
・スーパーフードの学名、別名は多数あるものもあります。本書では代表的なものを紹介しています。
・スーパーフードの1日のおすすめ量は目安です。商品の情報に従って摂取してください。
・本書の一部または全部について、個人で使用するほかは、著作権法上、株式会社マイナビ出版および著作権者の承認を得ずに無断で複写、複製することは禁じられています。
・本書について質問等ありましたら、上記メールアドレスにお問い合わせください。インターネット環境がない方は、往復ハガキまたは返信切手、返信用封筒を同封の上、株式会社マイナビ出版 編集第5部書籍編集課までお送りください。
・乱丁・落丁についてのお問い合わせは、TEL：0480-38-6872(注文専用ダイヤル)、電子メール：sas@mynavi.jpまでお願いいたします。
・本書掲載の情報などの情報は2016年11月現在の情報に基づいています。そのためお客様がご利用されるときは、情報が異なっている場合がございます。
・本書中の会社名、商品名は、該当する各社の商標または登録商標です。

定価はカバーに記載しております。　©Rie Kobayashi 2016　©2016 TREE OF LIFE CO., LTD　©STUDIO PORTO 2016
ISBN 978-4-8399-6137-1　C2077　Printed in Japan